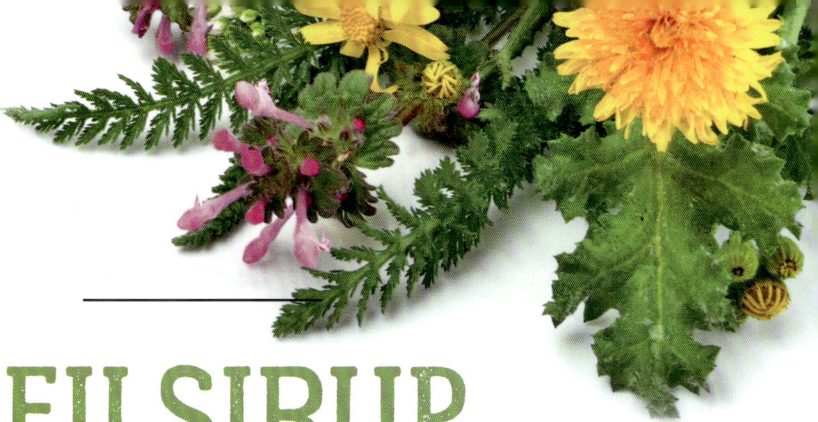

HEILSIRUP, KRÄUTERHONIG, OXYMEL & CO.

100 Rezepte für süße Kräutermedizin
zum Gesundwerden und Vorbeugen

AF901914

Comp Book Verlag

Bibliografische Information der Deutschen Nationalbibliothek:
Die Deutsche Nationalbibliothek verzeichnet diese Publikation in der Deutschen Nationalbibliografie; detaillierte bibliografische Daten sind im Internet abrufbar über
http://dnb.d-nb.de

Elisabeth Engler – 3. überarbeitete Auflage 2024
ISBN 978-3934473-68-3
Copyright © 2017 Compbook Verlag

Herausgeber:
CBV Compbook Verlag
Karl-Heinz Engler Dipl. Ing. (FH)
Kätnerweg 7
D-24992 Jörl
www.compbook.de
Email: compbook@gmx.de

Herstellung:
Generál Nyomda Kft.
6278 Szeged, Kóllegiumi út 11/h
Ungarn

ISBN 978-3-934473-68-3

Alle Rechte vorbehalten. Die Verbreitung in jeglicher Form und Technik wie Reproduktion, Speicherung in Datenverarbeitungsanlagen, Wiedergabe im Internet und auf elektronischen, fotomechanischen oder ähnlichen Wegen, Funk und Vortrag – auch auszugsweise – nur mit vorheriger schriftlicher Genehmigung des Verlages.

Hinweis:
Alle in diesem Buch gemachten Angaben, Empfehlungen, Tipps, Übungen, Visualisierungen und Anwendungshinweise wurden von der Autorin nach bestem Wissen erstellt und mit größtmöglicher Sorgfalt geprüft. Eine Haftung oder Garantie für mögliche Folgen oder inhaltliche Unrichtigkeit kann jedoch nicht übernommen werden. Jegliche Haftung wird ausgeschlossen.

Selbst behandelt werden sollten grundsätzlich nur leichtere Gesundheitsstörungen, die innerhalb von wenigen Tagen wieder verschwunden sind und keine ärztliche Behandlung erfordern. Den Arztbesuch kann dieses Buch bzw. die Anwendungsempfehlung der darin beschriebenen Rezepturen nicht ersetzen.

Bitte halten Sie alle Kräuter, Sirupe und Alkohol von Kindern fern! Wer Kräuter in der freien Natur sammelt, muss sich an die gesetzlichen Artenschutzbestimmungen halten. Diese können sich jederzeit ändern, daher können die Hinweise in diesem Buch nicht vollständig sein. Bitte erkundigen Sie sich vor dem Sammeln danach, zum Beispiel beim Bundesamt für Naturschutz www.bfn.de

INHALT

VORWORT

Seit Jahrhunderten, wenn nicht sogar seit Jahrtausenden wird in der Volksheilkunde heilkräftige Medizin aus Kräutern, Zucker und Honig hergestellt. Dem einfachen Volk war es aus Kostengründen natürlich unmöglich, einen Doktor aufzusuchen, nur die Kräuterfrauen und Kräuterkundigen halfen hier im Krankheitsfall. Sie waren es auch oftmals, die eigene Heilmittel herstellten, oft individuell für den jeweiligen Kranken und die Bezahlung erfolgte oft in Naturalien. Honig war als Naturprodukt leichter zugänglich, ebenso wie die verwendeten Kräuter, und auch die Zubereitung relativ einfach. Im Lauf der Jahre wurde Honig oft durch Zucker ersetzt, der als teures Lebensmittel hochwertiger erschien und daher oft bevorzugt wurde. Erst seit einigen Jahren erfreut sich Honig aufgrund der besser erforschten Inhaltsstoffe, die sich günstig auf die Heilung auswirken, zunehmender Beliebtheit. Leider werden Bienen immer öfter von Krankheiten und Schädlingen befallen und mancherorts sind die Bienenvölker bereits in großer Gefahr. Da sie es sind, die für die Bestäubung fast aller Pflanzenarten sorgen und somit auch für deren Fruchtwachstum, auf den der Mensch angewiesen ist zu seiner Ernährung, würde ein Aussterben der Bienen eine Katastrophe bedeuten.

Manche Kräutersirupe werden, obwohl sie mit Zucker hergestellt werden, traditionell noch als „Honig" bezeichnet, was hier in manchen Rezepten zur Bewahrung der Tradition beibehalten wurde, nicht wundern also.

Süß schmeckender Honig wird auch heute noch von beinahe jedermann gerne genommen, beliebt bei Alt und Jung. Wem der Kräuterhonig oder -sirup selbst zu konzentriert ist, löst ihn in lauwarmem Wasser oder Tee auf.

Die hier beschriebenen Kräuterzubereitungen mögen nicht verschreibungspflichtig und leicht zubereitet sein, sollten aber in ihrer Wirksamkeit nicht unterschätzt werden. Man sollte ihre Anwendung genauso wenig übertreiben und, wenn als Kur eingenommen, immer wieder eine mehrwöchige Pause einlegen, um Gewöhnungseffekte und unerwünschte Nebenwirkungen auszuschließen. Die Dosierung ist bei den Rezepten angegeben. Liegen ernst zu nehmende oder länger andauernde Krankheiten vor, so beraten Sie sich bitte mit Ihrem Arzt und stimmen die Einnahme von Kräuterzubereitungen mit der verschriebenen Medikamentation ab.

Viel Freude und guten Erfolg mit Ihren selbst produzierten süßen Heilzubereitungen!

Elisabeth Engler

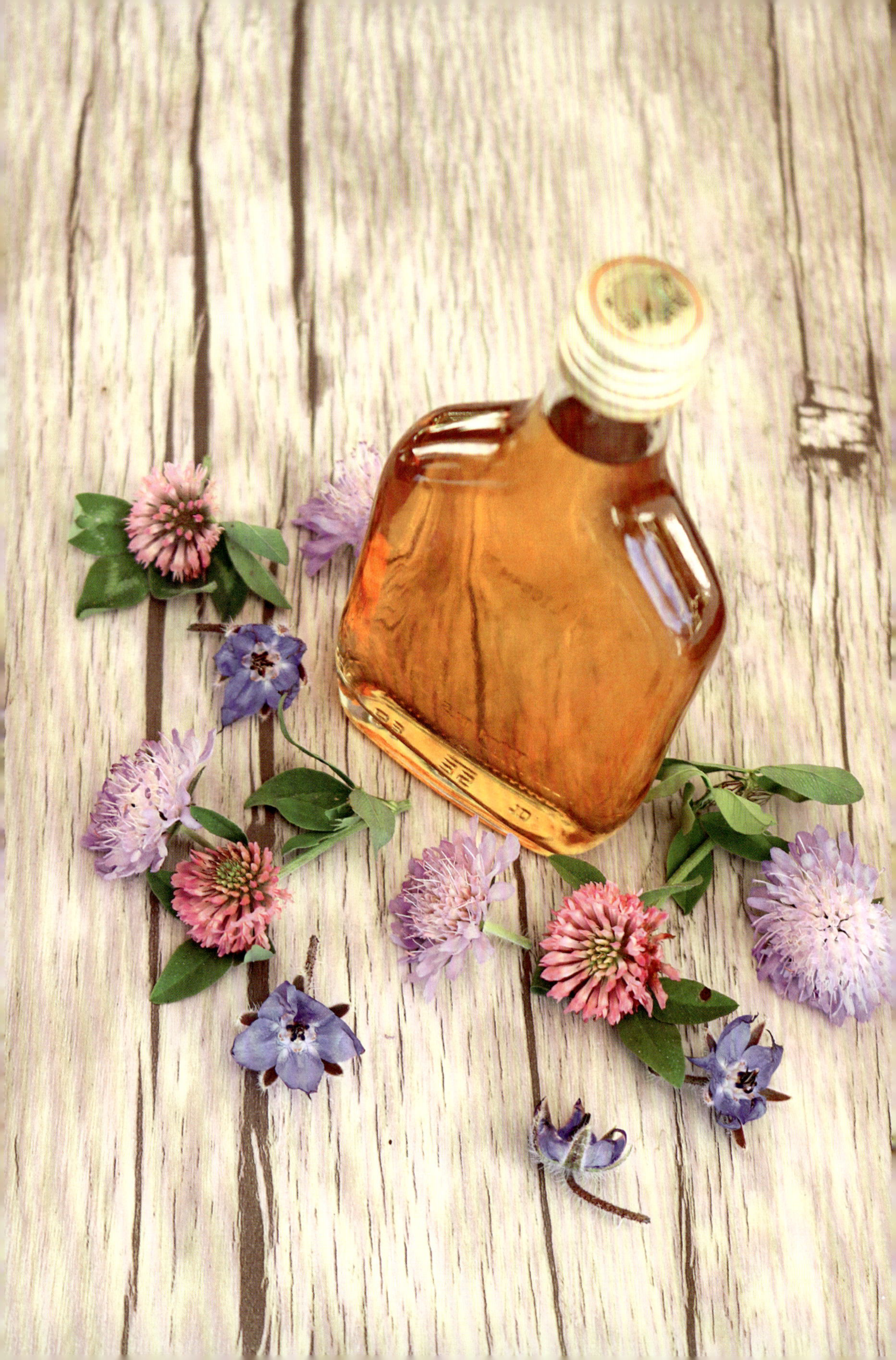

ALLGEMEINES

Kräutersirup haltbar machen

KRÄUTERSIRUP MIT ZUCKER:
Je mehr Zucker ein Sirup enthält, desto länger ist er haltbar (maximal 1:1 mit der verwendeten Flüssigkeit). Diese Art von Sirup hält sich etwa 1 Jahr lang. Statt Zucker kann der Sirup übrigens auch mit kalorienreduziertem Xylit, der auch für Diabetiker geeignet und ausgesprochen zahnfreundlich ist, zubereitet werden. Zuviel davon kann zu Durchfall führen, jedoch wird Heilkräutersirup eher in kleinen Mengen verabreicht (Achtung, Xylit kann tödlich für Hunde sein!).

KRÄUTERHONIG:
Zubereitung von Heilsirup aus frischen oder getrockneten Kräutern in Honig. Nach Rezept werden die Kräuter nach einer angegebenen Auszugszeit abgesiebt oder drinnen belassen. Die Haltbarkeit von Kräuterhonig ist abhängig vom Feuchtgehalt der verwendeten Zutaten, und beträgt zwischen 1 Woche bis zu 1 Jahr.

KRÄUTER IN ZUCKER EINLEGEN:
Frische, saftige Kräuter werden schichtweise abwechselnd mit Zucker in ein Einmachglas gefüllt und geben ihre Inhaltsstoffe über mehrere Monate (meist bis zu den ersten Nachtfrösten) an den Zucker ab, der sich nun auflöst. Dieser wird gefiltert und entweder ohne Kochen abgefüllt (das Kochen zerstört die wichtigsten Inhaltsstoffe wie z. B. das Aucubin) oder mit, wenn man hinsichtlich der Haltbarkeit vorsichtig sein möchte. So entsteht ein heilkräftiger Kräutersirup, der bis zu 1 Jahr lang haltbar ist.

OXYMEL:
Diese Emulsion aus Honig, Essig und Kräutern (bzw. einem Kräuterauszug) ist durch den Anteil an Apfelessig gut haltbar und kann mindestens bis zu 6 Monate lang verwendet werden.

GRUNDSÄTZLICH GILT:
Geöffnete Flaschen kühl aufbewahren, am besten im Kühlschrank, das kann die Haltbarkeit verlängern. Diese hängt auch von der Sauberkeit der verwendeten Utensilien ab, sowie von der Lagertemperatur und auch von der Mondphase, während der er zubereitet wird. Neumond und der abnehmende Mond sind dabei ungünstig, wer mag, arbeitet nach dem gültigen Mondkalender. So verlängert man die Verwendbarkeit von Sirup, auch die Wirksamkeit soll angeblich gesteigert werden.

ACHTUNG:
Bei Schimmelbildung und verändertem, sehr unangenehmen Geruch den Sirup bzw. Kräuterhonig sofort entsorgen!

Abfüllen

Verwenden Sie saubere (Spülmaschine!) und möglichst heiß ausgespülte oder sterile Flaschen und Gläser. Ich sammle schon das ganze Jahr über Fläschchen (z.B. von Ketchup, Saucen und Ahornsirup, aber auch kleinere Schnapsflaschen eignen sich). Wenn Sie die Flaschen mit Gummikappen verschließen, füllen Sie diese bis direkt unter den Rand, Flaschen die verkorkt werden, nur bis 3 cm unter den Rand. Letztere müssen übrigens liegend gelagert werden, Erstere stehend!

Vor dem Abfüllen eventuellen Schaum entfernen. Immer kühl, trocken und dunkel lagern. Auf jeden Fall gilt: Wenn Sie eine Flasche öffnen, erst den Inhalt kontrollieren. Angebrochene Flaschen gehören in den Kühlschrank.

Kräuter, und Blüten sammeln und verarbeiten

Am einfachsten ist sicherlich das Pflücken im eigenen Garten, da muss man sich nicht mit dem Suchen abmühen und weiß, was man einsammelt.
Die Kräuterjagd in Wald und Wiese macht natürlich viel Spaß, aber dafür sollte man unbedingt die Wildkräuter gut kennen, um eventuelle Verwechslungen mit anderen, vielleicht giftigen oder ungenießbaren Pflanzen zu verhindern! So lernt man gleich die Umwelt und die Wachstumsbedingungen „seiner“ Blumen und Kräuter kennen, genießt die Natur. Besorgen Sie sich im Buchhandel einen guten Pflanzenführer mit deutlich erkennbaren Farbfotos der Pflanzen und guten Beschreibungen, um bei Ihrem Spaziergang gleich nachzuschlagen, was Ihnen an Blüten und Kräutern „ins Auge sticht“. Es macht wirklich Spaß zu sehen, was die Natur auch heute noch auf unseren Wegen wachsen lässt und wie viel davon nicht nur genießbar (im wahrsten Sinne des Wortes) sondern meist auch heilkräftig und gesund ist. Viele Volkshochschulen und manche Apotheken bieten Kräuterkurse an, bei denen Sie sowohl gemeinsam sammeln gehen als auch Tipps im Umgang mit den Wildpflanzen erhalten. Im Zweifelsfalle können Sie in der Apotheke Ihres Vertrauens Ihren Kräuterfund prüfen lassen. Wenn Sie sich nicht ganz sicher sind und niemanden haben der sich mit der Botanik gut auskennt: Hände weg!

Abzuraten als Sammelplatz ist natürlich von allen Straßenrändern, Bahndämmen, Mülldeponien aber auch von direkt neben bewirtschafteten Ackerflächen gelegenem Wuchs, da die Ausbringung der Dünger- und Spritzmittel auch dort die Pflanzen erreicht. Abgesperrte und geschützte Flächen sowie bepflanzte Felder bitte nicht zum Sammeln betreten, ebenso Wälder zur Brunftzeit meiden.
Der Standort der Kräuter entscheidet über die Wirksamkeit und den Geschmack. Die Stellen, an denen Sie pflücken müssen unbedingt auch einwandfrei sein im Bezug auf Hygiene. Stellen, die z. B. von Füchsen besucht werden können, sind wegen der Gefahr der Verunreinigung mit dem Fuchsbandwurm unbedingt zu meiden! Kot- und Urinierstellen auf Weiden sind ebenfalls ungeeignet.

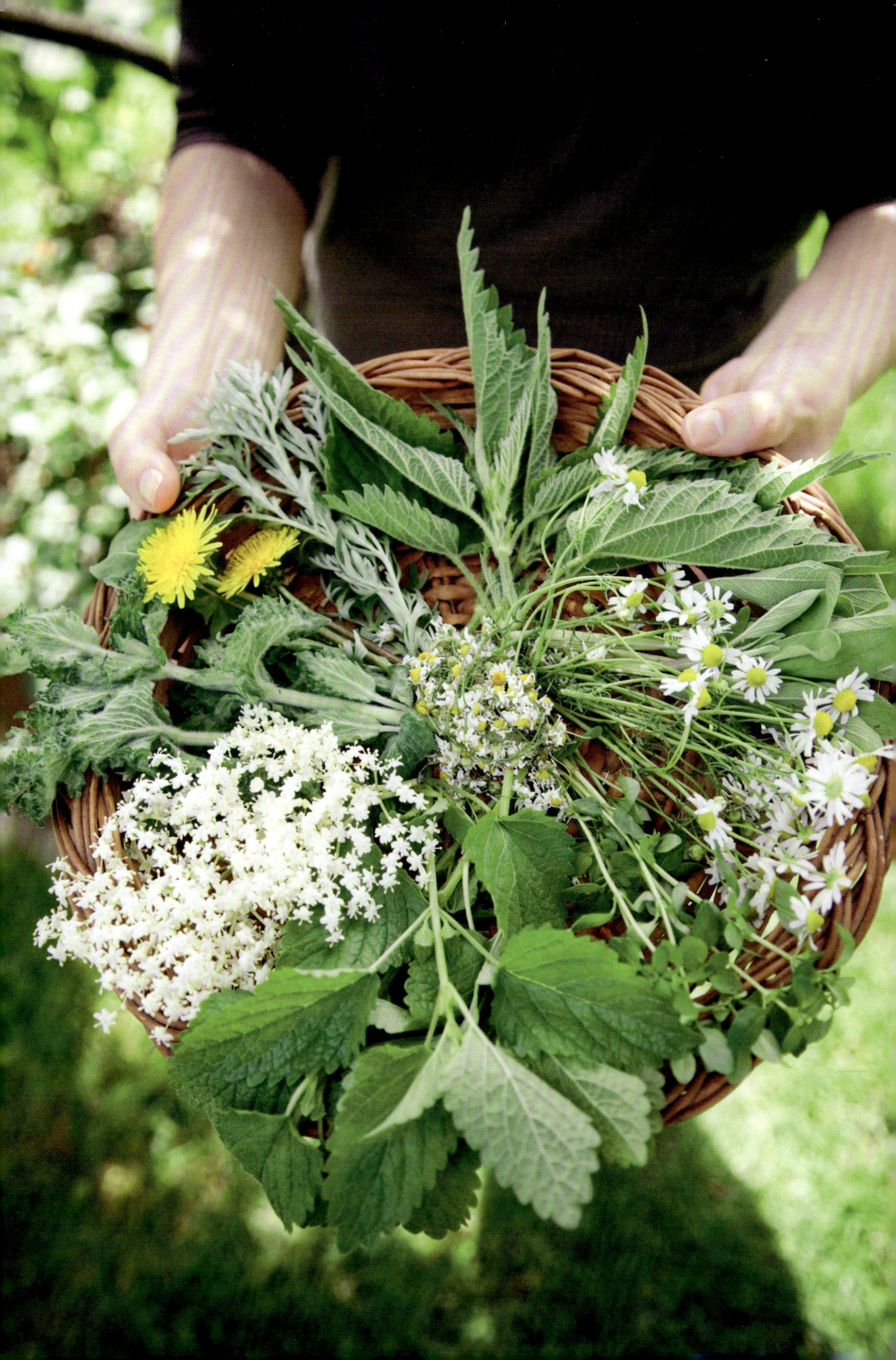

Kräuter und Blüten immer an sonnigen oder zumindest trockenen Vormittagen sammeln, sobald der Tau abgetrocknet ist. Auch die Beachtung der Mondphasen (Mondkalender!) zum Sammeln und Verarbeiten von Pflanzen ist sehr zu empfehlen. Die entsprechende Mondphase kann die Wirksamkeit und die Haltbarkeit des Sirups oder Honigs steigern.

Der Artenschutz ist dabei dringend zu beachten (siehe Hinweis am Buchanfang!).
Möglichst junge zarte Blätter und voll erblühte Blüten verwenden (noch nicht verblühend!).

Die beste Jahreszeit zum Sammeln finden Sie im Anhang im Sammelkalender. Bitte lassen Sie auch immer einige Pflanzen stehen und sammeln an anderer Stelle weiter, damit sich im nächsten Jahr wieder ein Wuchs einstellt und Ihre Ernte der Pflanze nicht schadet. Am besten beginnt jeder mit den Blüten, Beeren und Kräutern, die ihm schon gut bekannt sind, damit werden Fehler vermieden und erste Erfahrungen gemacht, die dann erweitert werden können.
Und bitte: nur soviel mitnehmen, wie Sie auch verarbeiten, die Haltbarkeit getrockneter Kräuter und Blüten ist etwa auf ein Jahr begrenzt – und da gibt es ja schon wieder neuen Wuchs! Die „Beute“ bitte nicht in Plastiktüten quetschen, besser in Körben, Schüsseln, Eimer oder Baumwollbeutel transportieren und schnellstmöglich weiterverarbeiten. Sammeln Sie nur, was Sie bis zur Ernte im nächsten Jahr verbrauchen und lassen Sie stets einige Pflanzen unbeschadet stehen, damit sie an dieser Selle auch später wieder wachsen.

HINWEIS:
Wenn Sie die in diesem Buch genannten Pflanzen bzw. deren Blüten oder Früchte wildwachsend sammeln, so schlagen Sie bitte in der „Roten Liste bedrohter Pflanzenarten“ nach, ob sie unter Naturschutz stehen und welche Teile dementsprechend überhaupt gepflückt werden dürfen, um nicht den Bestand der Pflanze zu gefährden und mit dem Gesetz in Konflikt zu geraten!
Im Zweifelsfalle lieber im (eigenen) Garten „räubern“. Für viele Pflanzenarten bestehen Schutzbestimmungen, so ist z.B. das Pflücken kleiner Sträußchen für den Eigengebrauch in der freien Natur erlaubt, nicht aber in größeren Mengen sowie das Ausgraben der Wurzel.

Kräuter und Wurzeln trocknen

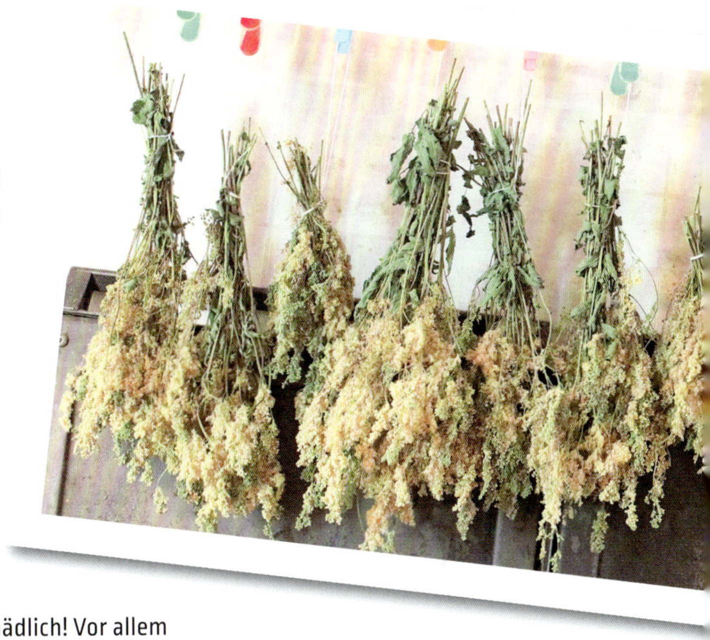

Gesammelte Kräuter nicht waschen sondern vorsichtig ausschütteln von allem, was noch darin sein mag (kleine Käferchen, Ameisen, Blütenstaub, Erde). Dann an einem luftigen Ort ohne direkte Sonnenbestrahlung trocknen bis das ganze Kraut gut durchgetrocknet ist. Das ist je nach Pflanzenteil (Stängel, Wurzel, Blatt, Blüte) sehr unterschiedlich.

Nicht ganz durchgetrocknete Pflanzen enthalten noch eine Restfeuchte, die sie später schimmeln lässt - unbedingt solche Pflanzen entsorgen, sie sind gesundheitsschädlich! Vor allem Pflanzen mit hohem Anteil an ätherischem Öl nehmen die Sonne übel, es „verduftet" einfach. Außerdem wird das Kraut in der Sonne braun und unschön. Zum Trocknen die Kräuter entweder gebündelt zu Sträußchen aufhängen, in einer Darre oder einem Dörrapparat sanft trocknen oder auf einem alten Bettuch auf einem Tisch oder einer trockenen Unterlage ausbreiten und lufttrocknen (Zeitungspapier enthält schädliche Gifte wie die Druckerschwärze, daher bitte nicht verwenden!). Öfters wenden und solange trocknen bis das Kraut richtig dürr und brüchig ist und raschelt, wenn man es abrebelt. Nicht länger als ein Jahr lang aufbewahren, dann gibt es schon Nachschub, die Wirkstoffe der unverarbeiteten Kräuter schwinden dann rasant. Aufbewahren sollten Sie sie in einem gut verschlossenen Glas, möglichst dunkles Farbglas oder Porzellan, Kräuter sind lichtempfindlich und verlieren durch UV-Licht einen Teil ihrer Wirkstoffe. Auch kleine Säckchen aus Baumwolle und Leinen sind für Kräuter geeignet, die einen weniger hohen Anteil der flüchtigen ätherischen Öle haben. Unbedingt beschriften (mit Datum) und öfters mal nachkontrollieren ob noch alles gut duftet und schimmelfrei ist. Im Zweifelsfalle immer wegwerfen!

Wurzeln und Knollen werden unter fließendem Wasser gut gewaschen und von sämtlicher Erde und Steinchen gereinigt. Dann in Stückchen schneiden und trocknen, evt. wie Pilze auffädeln auf eine feste Schnur und zum Trocknen aufhängen. Die vollkommen ausgetrockneten Wurzelstücke dann in Gläsern, Dosen oder kleinen Säckchen (hängend, Gefahr von hungrigen Nagern!) aufbewahren.

Honig

Honig ist eines der ältesten bekannten natürlichen Heilmittel der Menschheit. Bereits die alten Germanen verwendeten ihn als Honigverband zur schnelleren Abheilung von Wunden. Honig enthält sogenannte „Inhibine" (z.B. Lysozym, Flavonoide und aromatische Säuren), die für ihre antibakterielle, entzündungshemmende, schleimlösende und wundreinigende Wirkung verantwortlich sind, abhängig vom jeweiligen Gehalt. Diese Eigenschaft besitzen alle Honigarten, unabhängig von der Blütenart, aus der sie gewonnen werden. Zudem hat Honig den Vorteil, dass er sanft Heilstoffe wie die heilenden Inhaltsstoffe von Kräutern in den Körper einschleust. Honig enthält neben konzentrierten Zuckerstoffen noch zwischen 14 und 18 % Wasser, Kalium, Kalzium, Magnesium, Kupfer, Natrium, Mangan, Phosphat, Vitamine und Fermente. Noch bis in das 17. Jahrhundert war Honig angeblich der einzige Süßstoff in der Küche. In Experimenten wurde herausgefunden, dass naturreiner Honig vor allem Eitererreger (Staphylokokken), Diphteriebakterien und Milzbranderreger in ihrem Wachstum hemmt. Für Tuberkulosekranke wird die reichliche Verwendung von Honig übrigens wärmstens empfohlen, da Honig Tuberkulosebazillen angeblich ebenfalls in ihrem Wachstum hemmt. Diese segensreichen Wirkungen werden jedoch deutlich reduziert bzw. vernichtet indem Honig gekocht oder erhitzt wird (über 40 °C). Auch Höniglösungen verlieren ihre Wirkungen schnell, daher ist Honig immer am besten unverdünnt zu verwenden.
Honig hat auch eine stark beruhigende Wirkung auf unser Nervensystem, weshalb die Einnahme von Honig in warmer (nicht heißer!) Milch als Beruhigungsmittel wärmstens empfohlen werden kann. Bei Kuhmilchunverträglichkeit weiche man auf Pflanzenmilch aus (Sojamilch, Hafermilch, Mandelmilch).
Die altbekannte Heilerin Hildegard von Bingen verwendet in ihren Rezepten reichlich Honig, er war auch für das einfachere Volk zugänglich, wenn auch damals schon teuer.

Honig ist sehr lange haltbar, wenn er auskristallisiert bedeutet das keinen Qualitätsverlust, da er durch leichtes Erwärmen sich wieder völlig verflüssigt (nicht höher als 40 °C!). Allerdings nehmen die antibiotischen Eigenschaften mit der Lagerung immer mehr ab, daher sollte Honig zu Heilzwecken nur kurz gelagert, und kühl und dunkel (aber nicht im Kühlschrank) aufbewahrt werden. Den besten Honig erhält man in der Regel beim ortsansässigen Imker, der sich mit seinem Produkt am besten auskennt und auch Auskunft geben kann, mit welchen Mitteln die Bienen unter Umständen behandelt werden (z. B. gegen die Varroa-Milbe). Beim Kauf im Handel achten Sie bitte auf die Herkunftsangaben.

ACHTUNG:
Bei Kleinkindern unter 18 Monaten ist auf Honig zu verzichten. Ihre Magensäfte sollen noch nicht sauer genug sein, um manche im Honig enthaltenen Bakterien abzutöten, was Lebensmittelvergiftungen oder andere schwere Krankheiten wie Botulismus zur Folge haben kann.

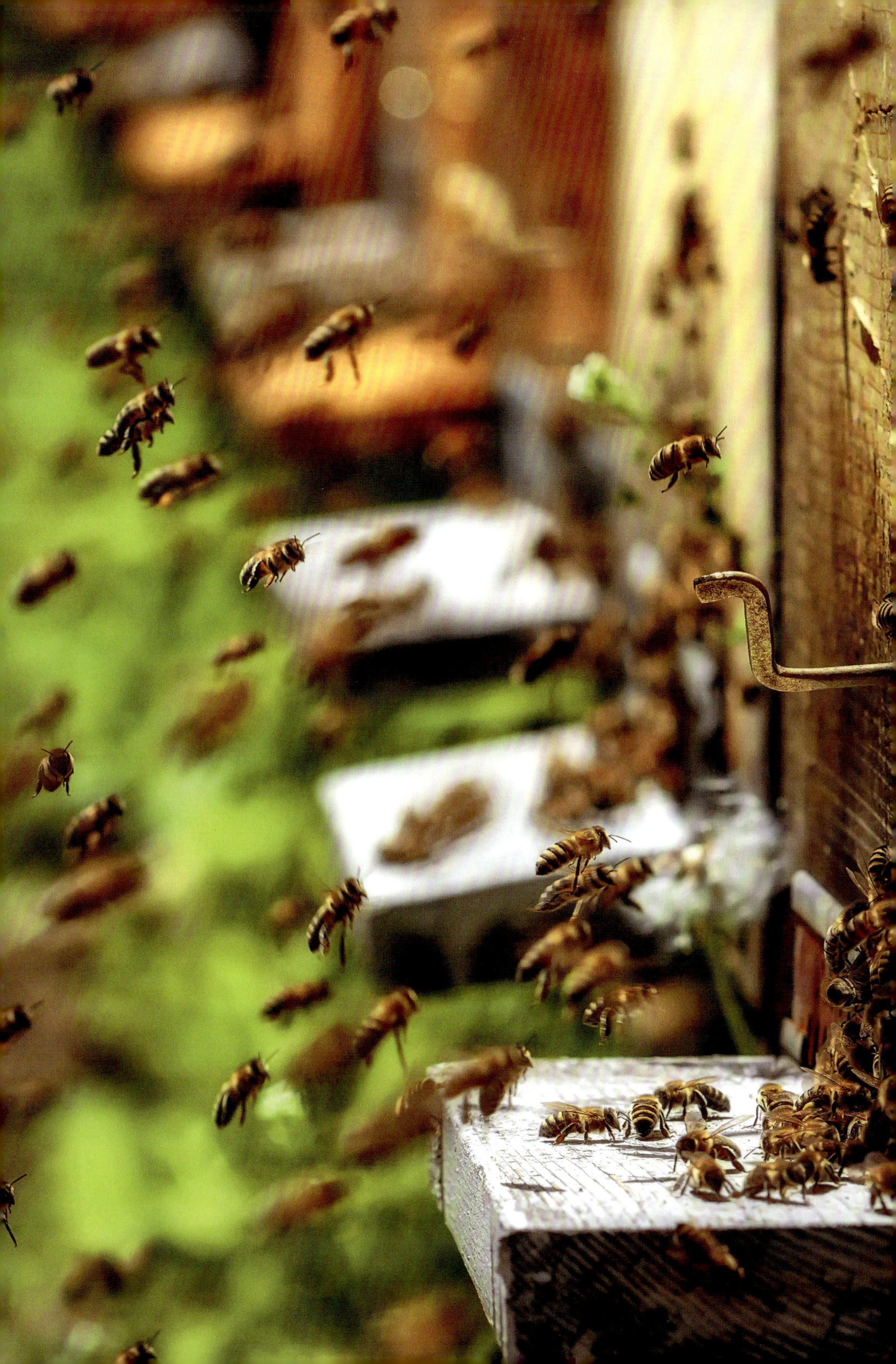

Honig-Sorten

Durch die Verwendung unterschiedlicher Honigsorten kann man die Wirksamkeit des Kräuterhonigs steigern, wenn man möchte. Die meisten im Handel erhältlichen Sorten sind:

Blütenhonig aus unspezifischen Wiesenblüten, hat eine helle, klare Farbe und schmeckt sehr süß und mild.

Waldhonig und **Tannenhonig** wird von Bienen erzeugt, die den Honigtau (also die Ausscheidungen) von Pflanzenläusen sammeln. In ihrem Magen wandelt die Biene diesen dann in Honig um. Er hat eine wesentlich dunklere Färbung als Blütenhonig und schmeckt würziger und herber. Für die Herstellung von Hustenhonig ist er besonders gut geeignet.

Heide-Honig aus Heideblüten, wohlschmeckend, gut für die Herstellung von Kräutersirup für die Harnwege, da die Blüten des Heidekrautes eine stark antiseptische und diuretische Wirkung auf die Blase und Nieren haben. Auch positive Wirkung bei Rheuma, Arthritis und Gicht.

Lindenblüten-Honig hellgelb, dünnflüssig, süßlich lieblicher Geschmack, gut bei Erkältung und Nervosität.

Akazienblüten-Honig ebenfalls sehr süß und lieblich, duftend nach feiner Blüte der (Pseudo-) Akazie, die bei Leberschwäche, Gallenblasenproblemen und Nervosität verwendet wird.

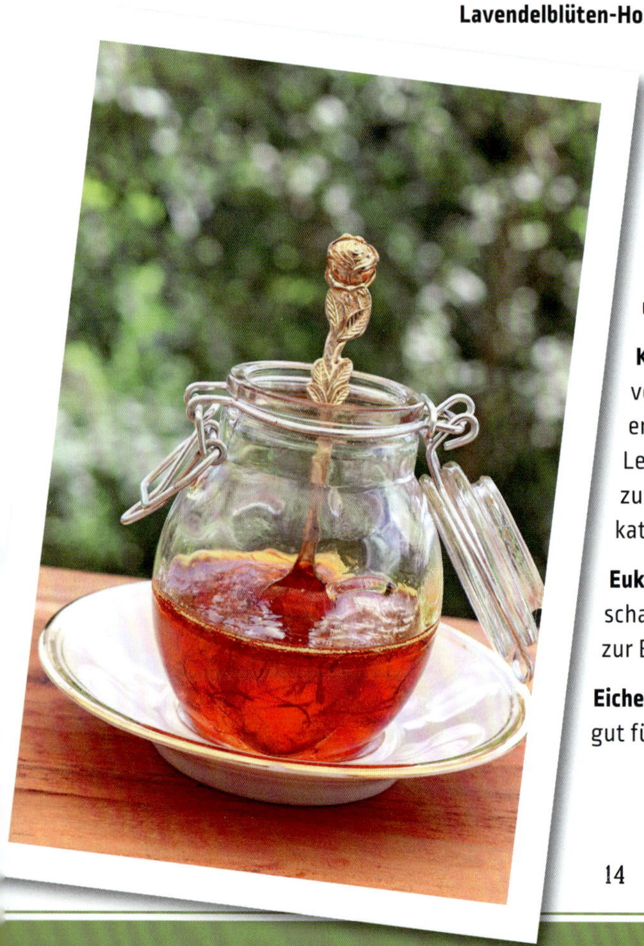

Lavendelblüten-Honig vor allem aus Frankreich und der Toskana, wirkt beruhigend auf die Nerven (heißes Milchgetränk!).

Raps-Honig stammt meist aus Kanada. Experimente eines Schweizer Instituts ergaben, dass Rapshonig die stärkste antibiotische Wirkung auf den Erreger Staphylococcus aureus z.B. hat, gefolgt von Honigtau- (= Wald- und Tannenhonige) und Löwenzahnblütenhonig.

Klee-Honig ist sehr mild, milchig-hell und meist von fester Konsistenz die schmilzt. Da Kleeblüten empfohlen werden bei Husten, Asthma, Koliken und Leibschmerzen, verwenden wir diesen Honig gerne zur Herstellung eines Kräuterhonigs mit dieser Indikation.

Eukalyptus-Honig durch die antiseptischen Eigenschaften des Eukalyptus, ist dieser Honig gut geeignet zur Bereitung von Erkältungs- und Hustenmedizin.

Eichen-Honig sehr kräftig und würzig, etwas herb, sehr gut für Eichenrindensirup!

Thymianhonig aus Frankreich, Italien und Griechenland, besonders gut geeignet für Husten- und Bronchialsirup durch seine beruhigende Wirkung auf Lunge und Bronchien. Soll auch eine nervenberuhigende Wirkung haben.

Kräuter-Honig aus den Blüten diverser Kräuter, unspezifisch.

Tasmanischer Lederholzhonig schätzen die Australier besonders wegen seines außergewöhnlichen Geschmacks.

Orangenblüten-Honig oft aus Mexiko, cremige Konsistenz, gelb-orange Färbung, duftend nach den würzigen Orangenblüten.

Manuka-Honig aus Neuseeland soll besondere Heilwirkungen haben. Manuka duftet warm, erdig, nach würzigem Kraut und hat eine starke antimikrobielle Wirkung gegen viele Arten von Bakterien, Viren und Pilzen, ist also als pflanzliches Antibiotikum bezeichenbar mit einem breiten Wirkspektrum. Auf die Nerven wirkt Manuka beruhigend und stressabbauend. Als „Aktiven" Honig bezeichnet man Manukahonig mit starker antibiotischer Wirkung, die angeblich sehr stark variiert je nach Qualität und Alter.

Pohutukawa-Honig aus Neuseeland, aus den Blüten des Pohutukawabaumes, helle Farbe, cremige Konsistenz, eigenartiger, wie salziger Geschmack.

Pinien-Honig, aromatisch und kräftig im Geschmack.

(Honig aus den Blüten von Azaleen und Rhododendren sollen übrigens für Menschen giftig sein!).

Zubehör

Was wird für die Herstellung von Kräutersirup und -honig benötigt?

- diverse Töpfe (bitte kein Aluminium verwenden)
- Rührlöffel (aus Holz oder Edelstahl, Kunststoff kann evtl. schmelzen)
- mehrere unterschiedliche Siebe, feiner und gröber, aus Edelstahl
- empfehlenswert ist ein Nussmilchbeutel zum Filtern (max. 40 °C heiß befüllen)
- ein oder mehrere Tücher aus Baumwolle oder Leinen, durch die z.B. Kräuter gepresst werden können
- Flaschen und Gläser, in denen der fertige Sirup dann aufbewahrt wird, (am besten weithalsige Gläser und Flaschen sammeln, dunkles Glas bevorzugen)
- scharfe Messer oder ein elektrischer Kräuterhacker

REZEPTE

Benutzen Sie immer saubere Flaschen und Gläser, am besten vor dem Gebrauch sterilisieren oder zumindest mit kochendem Wasser ausspülen. In den unten aufgeführten Rezepten wird immer wieder „einen Sirup kochen" aufgeführt. Damit die genauen Angaben nicht immer wiederholt werden muss, hier das Grundrezept, (wenn nicht anders angegeben):

Grundrezept Zuckersirup

1 Teil Wasser (oder Kräutersud)
1 Teil Zucker (weißer Haushaltszucker oder brauner Rohrohrzucker, oder Kandis)

Beides kalt in einer Kasserolle aufsetzen und bei starker Hitze zum Kochen bringen (Kandis unter Rühren auflösen). Dann die Hitze reduzieren und etwa 5 Minuten lang leicht wallend kochen lassen. Zur Sicherheit kochend heiß in saubere Gefäße abfüllen (diese vorher mit heißem Wasser ausspülen und anwärmen). Sofort verschließen und abgekühlt beschriften.

Kräutersirup wird auch von Kindern und Leuten mit extrem sensibler Zunge gerne genommen.

Für Kräuterhonig gilt: verwenden Sie möglichst hochwertigen, frischen Honig – Sie stellen eine Naturarznei her, die bestmögliche Wirkung erhalten Sie auch nur mit hochwertigen Zutaten.
Die maximale Tagesdosis vom Kraut (wenn angebenen) – nicht vom Sirup, wohlgemerkt! – bitte nicht überschreiten.
Zur Zubereitung der Kräuterhonige möchte ich auf die Rezepte der Heilkundigen Hildegard von Bingen aus dem Mittelalter hinweisen, die nur aufgekochten und abgeschäumten, also von Verunreinigungen gesäuberten Honig verwendet. Er kann jeden anderen hier verwendeten Honig ersetzen. Meiner Meinung nach war das Erhitzen und Entschäumen des Honigs zur damaligen Zeit aufgrund der derzeit herrschenden Hygienezustände sicherlich sinnvoll, heutzutage jedoch nicht mehr. Jeder soll das aber halten, wie er möchte. Wenn Sie nach den Originalrezepten arbeiten wollen, bringen Sie den Honig zum Kochen und entfernen dann eventuellen Schaum. Diesen Honig verwenden Sie dann wie weiter angegeben.

ANWENDUNG:
Bitte stimmen Sie die Einnahme der aufgeführten Heilsirupe und Kräuterhonige sowie Oxymel für Kleinkinder zwischen 18 Monaten und 10 Jahren grundsätzlich mit Ihrem Kinderarzt ab!
Kinder ab 10 Jahren nehmen (wenn nicht anders beschrieben) entsprechend ihrem Gewicht zwischen 50 und 30 Prozent der angegebenen Erwachsenenmenge ein.

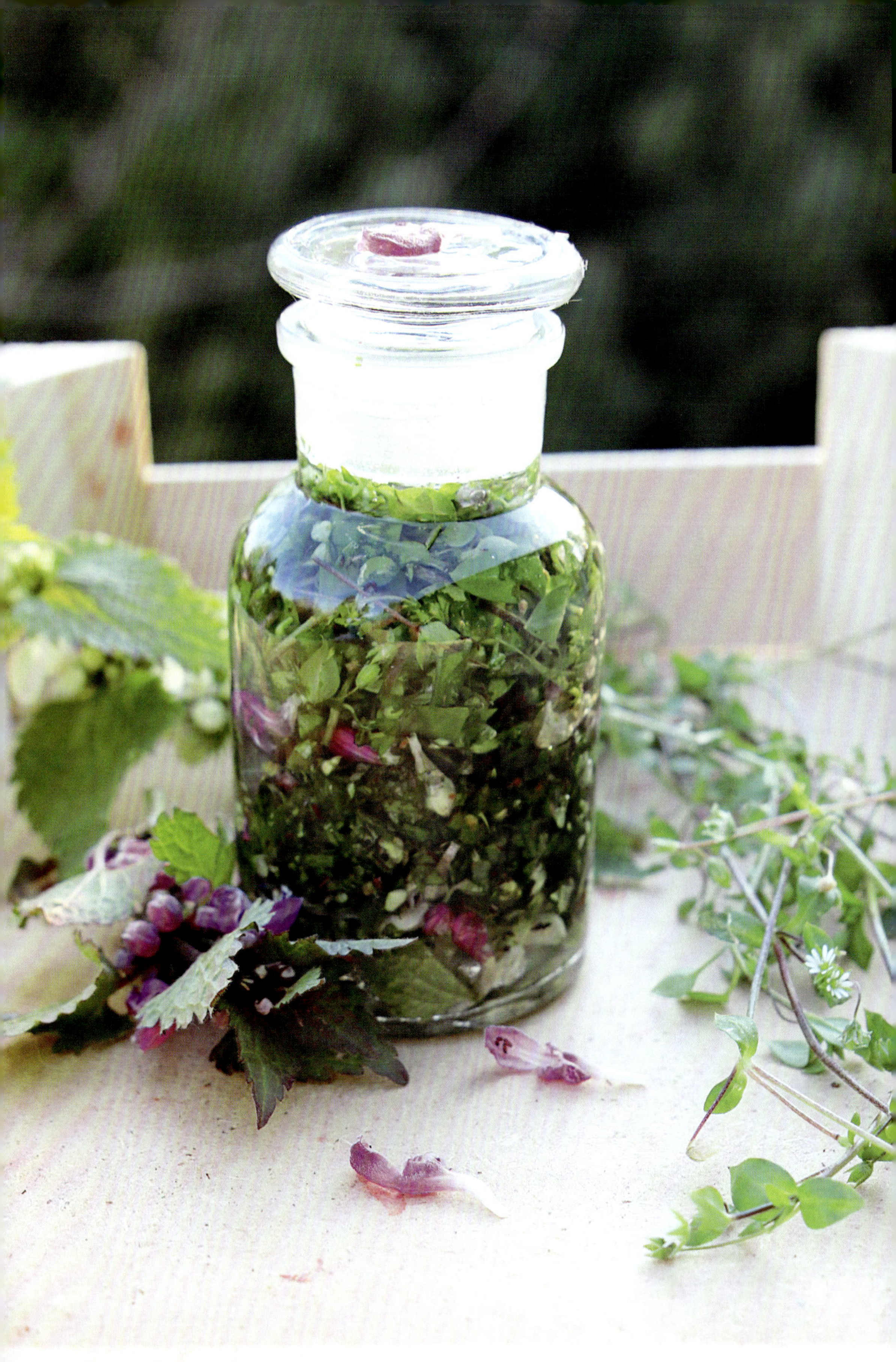

Angelikasirup

Die Angelikawurzel, Engelwurz oder Waldengelwurz wirkt nach der Naturheilkunde blutreinigend, magenstärkend, blähungstreibend und anregend auf das Nervensystem und die Verdauungsorgane. Der Sirup soll bei Gicht, Rheumatismus und Nervenkrankheiten helfen (2 x 1 EL täglich), bei Blähungen, Magenleiden und Brustkatarrh nimmt man 2 x täglich 1 TL voll ein. Angelika sollte nicht gekocht werden, da sonst die ätherischen Öle verfliegen.
Die Angelika (Engelwurz) galt als Abwehrmittel gegen Schwarze Magie und Hexenkunst.
Tageshöchstdosis der Trockensubstanz: 10-15 g

ACHTUNG: Verwechslungsgefahr mit dem hochgiftigen Gefleckten Schierling!

Zutaten:

- *100 g Pulver von Wurzel, Blättern und Stängel der Angelika (getrocknet)*
- *500 g Imkerhonig oder*
- *400 ml Sirup (aus Wasser und Zucker zu gleichen Teilen gekocht)*

Das Pulver in den angewärmten Honig oder Sirup einrühren und in kleine Fläschchen abfüllen, kühl lagern, innerhalb von 3-4 Monaten aufbrauchen.

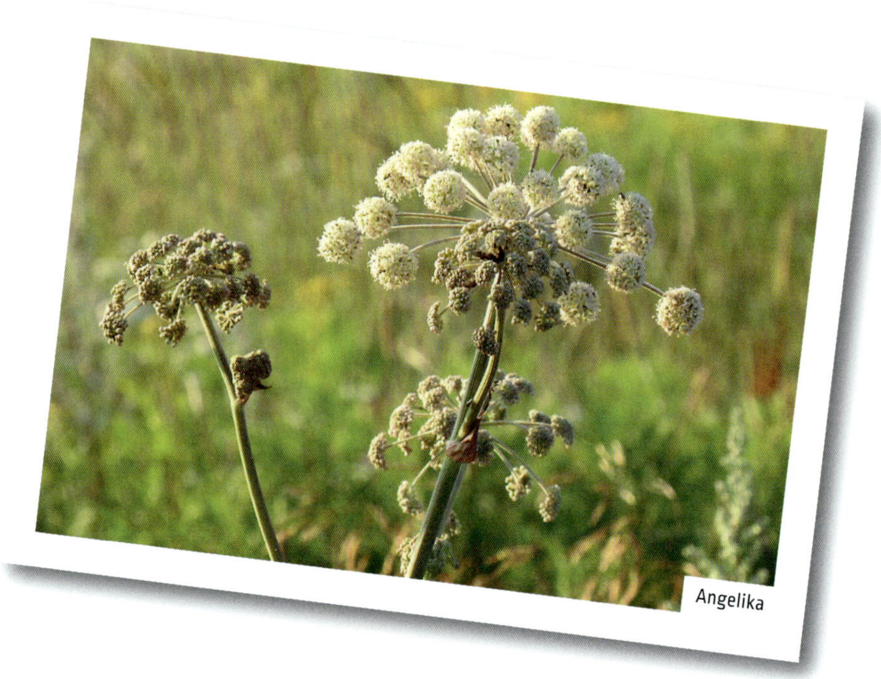

Angelika

Andornhonig

Wegen seiner schleimlösenden, entzündungshemmenden und beruhigenden Eigenschaften wird Andorn wirkungsvoll bei Husten und Bronchitis eingesetzt, kann aber auch für Magen- und Darmprobleme genutzt werden.

ANWENDUNGSEMPFEHLUNG:
Erwachsene nehmen 3mal täglich 1 EL voll ein, Kleinkinder ab 24 Monaten 3mal täglich 1/2 TL, Kinder zwischen 6 und 12 Jahren 3mal täglich 1 TL.

Zutaten:

- *50 g Andornkraut und -blüten*
- *200 ml Wasser*
- *500 g streichfähiger Honig*

Andorn in eine Schüssel geben, mit dem kochenden Wasser übergießen und 2 Stunden lang ausziehen lassen. Durch ein Tuch filtern, Kräuter gut auspressen. Sud mit dem leicht angewärmten (Wasserbad oder Heizung) Honig vermischen und in desinfizierte Flaschen abfüllen. Im Kühlschrank aufbewahren. Innerhalb von 6 Monaten aufbrauchen.

Anissirup

Anissamen wurde schon in der Antike als Heilmittel und zur Stärkung verwendet. In verschiedenen Ländern wird ein verdauungsanregender Schnaps aus Anis hergestellt, das ätherische Anisöl (Apotheke) hilft bei Erkrankungen der Atemwege, Verschleimung, Koliken, Blähungen und wirkt appetitanregend. Auch bei krampfhaften Menstruationsschmerzen kann Anis hilfreich sein.

ANWENDUNGSEMPFEHLUNG:
Bei Bedarf löffelweise pur oder in etwas warmem Wasser einnehmen. Tageshöchstdosis Infus 30 g.

Zutaten:

- *4 EL Anis*
- *1/2 Tasse Wasser*
- *3 Tassen Honig*

Die Anissamen im Mörser zerstoßen, mit dem Wasser kurz aufkochen und zugedeckt 1 Stunde lang ziehen lassen. Danach abseihen und noch handwarm (unter 40 Grad) mit dem Honig vermischen, in kleine Fläschchen abfüllen.

Bärwurz-Birn-Honig

Auch das „Gold" der Hildegard-Medizin genannt. Diese Kombination ist eines der Kernstücke ihrer Heilrezepte, sie bezeichnete es als „ihr bestes Gold"!
Bärwurz-Birn-Honig soll bei Migräne und Blähungen helfen und wird vor allem zur Darmsanierung verwendet, zur Entgiftung und bei Candida- und Schimmelpilzinfektionen. Erfolgreich wird diese Kur auch bei chronischen Infektionen wie Sinusitis, Mandelentzündung und nach Lungenentzündung oder Bronchitis durch die Steigerung der Abwehr-kräfte angewendet. Das Mus schmeckt scharf und sehr würzig. Im Kühlschrank lagern, zügig verbrauchen.

ANWENDUNGSEMPFEHLUNG:
Erwachsene (für Kinder unter 12 Jahren nicht empfohlen):
Kur: 4-8 Wochen lang einnehmen:

vor dem Frühstück:	1 TL pur oder auf Dinkelbrot nüchtern
mittags:	2 TL nach dem Essen
abends:	3 TL vor dem Schlafen

Sind die Reaktionen sehr heftig, kann die Menge auch halbiert werden.
Zusätzlich wird die Einnahme von Darmbakterien empfohlen. Nach der Kur 4 Wochen pausieren.

Zutaten:

- *1 kg Bio-Birnen*
- *1 l Wasser*
- *10 EL Honig*
- *35 g Bärwurz, pulverisiert*
- *30 g Galgant, pulverisiert*
- *20 g Süßholz, pulverisiert*
- *10-15 g Langer Pfeffer, gemahlen (je nachdem wie gut Schärfe vertragen wird)*

Kernhaus der Birnen herausschneiden, mit Wasser etwa 20 Minuten weich kochen. Wasser abgießen, etwa 100 ml auffangen. Mus fein pürieren. Honig, Bärwurzpulver und die anderen Gewürzpulver zugeben und verrühren. Aufgefangenen Sud zufügen, noch einmal aufkochen lassen (vorsichtig, denn es spritzt schnell!), in kleine Gläser abfüllen und im Kühlschrank aufbewahren.

Brennnesselhonig

Diese Honigzubereitung kann im Frühjahr als blutreinigende Kur 4 Wochen lang jeden Tag morgens und abends je 1 EL eingenommen werden, eventuell auch in Kombination mit Löwenzahnhonig. Die auch von Hildegard von Bingen empfohlene Brennnessel ist reich an Eisen und Chlorophyll und wirkt blutbildend und harntreibend. Sie wird auch bei Verschleimung des Magens und der Atemwegsorgane und Entzündung der Harnwege verwendet. Tageshöchstdosis der Brennnessel-Abkochung 50 g.

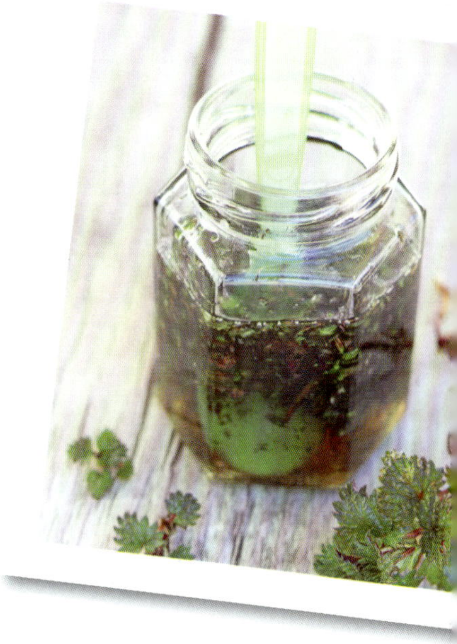

Zutaten:

- *1 Handvoll Brennnessel (junge Blätter und Sprossen)*
- *etwas Wasser*
- *500 g Waldhonig*

Die Brennnesseln waschen und sehr fein hacken. Mit sehr wenig kochendem Wasser kurz überbrühen, damit sie nicht mehr brennen. Abseihen, die Blätter auffangen und mit dem Honig mischen. In ein Glas geben und kühl aufbewahren. Bei Bedarf ein wenig davon in ein kleines Gläschen füllen und möglichst mitsamt der Blättchen einnehmen, gut durchkauen.

Baldrian-Nervensirup

Baldrian stärkt die Nerven, hilft bei Stress und sorgt für einen ruhigen Schlaf. Die Kombination mit Lavendel und Lindenblüten steigert diese Wirkungen nochmals und verbessert zusätzlich den Geschmack. Statt der Wurzel können auch die frischen oder getrockneten, im Geschmack milderen Baldrianblüten verwendet werden (doppelte Menge), sie enthalten zwar weniger Wirkstoffe, dürfen aber erhitzt werden.

Zutaten:

- *50 g Baldrianwurzel, getrocknet*
- *Lavendelblüten*
- *Lindenblüten*
- *500 ml Wasser*
- *500 g Zucker*

Lavendel und Lindenblüten mit dem kochenden Wasser aufgießen, abkühlen lassen, absieben. Mit diesem Kräutersud die Baldrianwurzel angießen und über Nacht kalt ausziehen. Am anderen Tag auf etwa 30 Grad erwärmen und den Zucker darin unter Rühren auflösen. In Flaschen abfüllen.

Cistushonig

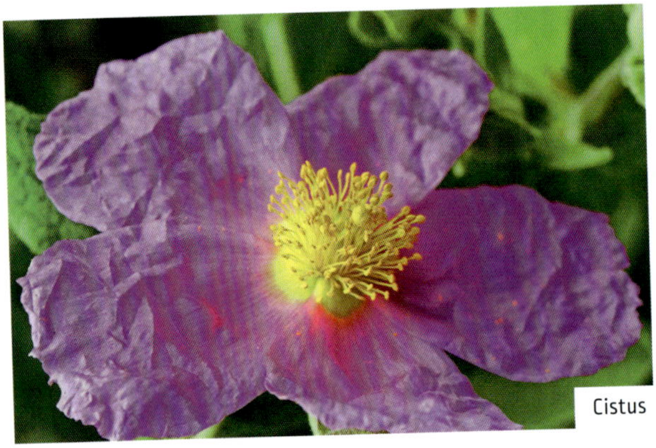
Cistus

Zur Herstellung dieses Kräuterhonigs wird das Kraut der Zistrose (cistus incanus) verwendet, die im mediterranen Klima beheimatet ist. Cistus enthält viele Polyphenole, Terpene, Gerbstoffe, Harze und Vitamine. Sie hat nicht nur eine bakterien-, pilz- und virenabtötende Wirkung, sondern hilft auch, geschwächte Immunsysteme wieder aufzubauen, stärkt das Herz, entgiftet, hat eine starke antioxidative Wirkung und kann dementsprechend krankheitsvorbeugend sein. Studien sollen sogar eine Wirkung gegen das Vogelgrippe Virus H7N7[1] belegen. Leider schmeckt Cistus, vor allem in konzentrierter Form, extrem herb und bitter. Durch das Hinzufügen von Honig kann man dies etwas ausgleichen, so dass auch Kinder diese Kräutermedizin in der Regel gut akzeptieren. Bitte verwenden Sie nach Möglichkeit Bioqualität.

ANWENDUNGSEMPFEHLUNG:

Akute Erkrankung oder 4-6 wöchige Kur (nur für Erwachsene und größere Kinder, unter 10 Jahren bitte mit dem Kinderarzt absprechen):

Erwachsene:	3-4mal täglich 1 EL
Kinder ab 10 Jahre:	3mal täglich 1 EL
Kinder zwischen 3 und 10 Jahren:	3mal täglich 1 TL

Zutaten:

- *50 g Cistus Kraut, bio*
- *500 ml Wasser*
- *500 g Imkerhonig*

Cistus mit dem Wasser in einer Stielkasserolle zum Kochen bringen, dann leicht wallend 5 Minuten lang köcheln (öfters umrühren). Herd ausschalten und auskühlen lassen.
Den Kräutersud nun durch ein feines Sieb oder einen Nussmilchbeutel passieren, Kräuter fest ausdrücken. Kasserolle sauber spülen und den Sud nochmals 10 Minuten lang simmernd reduzieren. Handwarm abkühlen lassen, dann den Honig darin auflösen (nicht über 40 Grad erwärmen). In ein steriles Glas füllen. Innerhalb von 6 Monaten aufbrauchen.

[1] Institut für Molekulare Virologie in Münster

Ebereschenbeerensirup *(= Vogelbeersirup)*

Ebereschenbeersaft (und damit in geringerem Maße auch der Sirup) wirkt blutreinigend, hilft bei Erbrechen, (Husten und Heiserkeit (2-3mal täglich 1 EL in Wasser verdünnt einnehmen, Kinder nur in Absprache mit dem Kinderarzt).

Zutaten:

- *1 kg Ebereschenbeeren (am besten nach den ersten Frösten sammeln)*
- *1 l Wasser*
- *ca. 1 kg Zucker*

Die gewaschenen Beeren mit dem Wasser einmal aufkochen lassen, abfiltern und den Sud zum Entbittern wegschütten. Nochmals mit frischem Wasser (1 l) kochen lassen bis die Beeren weich sind. Danach durch ein feuchtes Tuch pressen und abmessen. Auf 1 l Saft geben wir dann 1,2 kg Zucker, kochen diesen nochmals 5 Minuten lang sprudelnd auf und füllen noch heiß in die vorbereiteten Flaschen ab.

Ehrenpreissirup

Ehrenpreis (Wald-Ehrenpreis und der etwas weniger wirksame Gamander-Ehrenpreis) wird bei juckenden Hautleiden empfohlen, da er das Blut durch Anregung des Stoffwechsels und der Drüsentätigkeit reinigt. Er wird aber auch (besonders der Persische Ehrenpreis) gegen Husten eingesetzt und senkt den Cholesterinspiegel. Kokosblütenzucker schmeckt etwas bitterer als normaler Zucker, ist aber günstiger für den Zucker- und Cholesterinhaushalt. Wer ihn nicht verwenden will, kann auch Xylit oder Erythrit als Zuckeraustauschstoff verwenden. Der Sirup ist im Sommer mit etwas Zitronensaft ein anregender Durstlöscher.

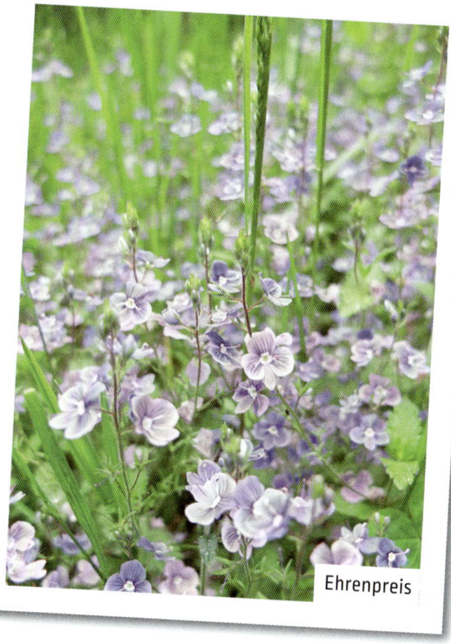
Ehrenpreis

ANWENDUNGSEMPFEHLUNG:
2mal täglich je 1 TL voll einnehmen.

Zutaten:

- *1 Handvoll frischer Ehrenpreis (ganze Pflanze)*
- *400 ml Wasser*
- *400 g Kokosblütenzucker (alternativ Rohrohrzucker)*

Wasser und Kokosblütenzucker in einem kleinen Topf zum Kochen bringen, 5 Minuten lang wallend kochen, ggfls. abschäumen. Den sauberen Ehrenpreis klein hacken und in den heißen Sirup geben, 10 Minuten lang ziehen lassen. Absieben und in kleine Flaschen füllen.

Eibischwurzelsirup

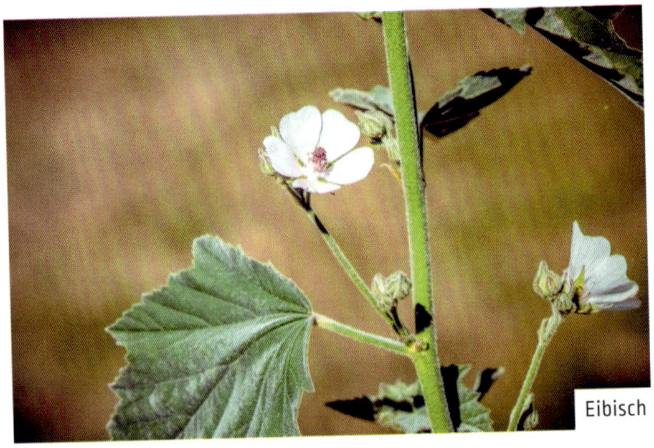
Eibisch

Der Echte Eibisch ist eine sogenannte Schleimdroge und wird heute mit guten Ergebnissen bei beginnendem Reizhusten verwendet. Für die Behandlung der Bronchitis sind andere Kräuter besser geeignet, da der enthaltene Schleim seine Wirkung nur im Bereich der oberen Luftwege entfaltet und nicht bis in die Bronchien eindringt. Auch bei Entzündungen der Magenschleimhaut und Darmbeschwerden soll sich Eibisch günstig auswirken. Der Wurzelsirup wird gerne für Kinder verwendet, da er sehr schnell den Hustenreiz lindert, wegen des Alkoholgehaltes empfehle ich die Variante 2 für sie, oder die 1. Variante mit Glycerin (in Lebensmittelqualität) statt Alkohol zubereitet (24 Stunden lang ausziehen lassen). Tageshöchstdosis der Trockensubstanz: 30 g.

ANWENDUNGSEMPFEHLUNG (BEIDE REZEPTE):

Erwachsene:	4mal täglich 1 EL
Kinder ab 10 Jahren:	4mal täglich 1 TL
Kinder von 2-10 Jahren:	4mal täglich 1/2 TL

Zutaten für alkoholhaltigen Sirup:

- *20 g grob zerschnittene Eibischwurzel (Apotheke)*
- *50 g Weingeist 70 Vol. % (Apotheke)*
- *250 ml Wasser*
- *320 g Zucker*

Die Eibischwurzel in einem Porzellan- oder Glasgefäß mit dem Alkohol übergießen und 8-12 Stunden lang ausziehen lassen, dabei öfters umrühren.
Wasser mit dem Zucker 5 Minuten lang wallend zu einem Sirup kochen. Den leicht schleimigen Eibischauszug abfiltern. Beides zusammengießen, sobald der Sirup handwarm ist. Gut durchrühren und in Fläschchen abfüllen, kühl aufbewahren.

Zutaten für alkoholfreien Sirup:

- *30 g Eibischwurzel*
- *250 ml Wasser*
- *250 g Rohrzucker*

Die grob zerschnittene Eibischwurzel mit dem Wasser über Nacht kalt ausziehen lassen. Am nächsten Tag abseihen, den Sud mit dem Rohrzucker 5 Minuten lang kochen, heiß abfüllen.

Eichenrindensirup

Dieser Sirup soll bei Blutspucken, blutigem Stuhlgang, Blutfluss, zu starker und schmerzhafter Menstruation, unfreiwilligem Urinabgang, Koliken und chronischem Durchfall helfen. Nur für Erwachsene (3mal täglich 1-2 TL). Bei diesen Krankheiten unbedingt einen Arzt hinzuziehen!

Zutaten:

- *20 g Eichenrinde*
- *125 ml Wasser*
- *150 g Wald- oder Eichenhonig*

Die Rinde mit dem Wasser kurz aufkochen und 10 Minuten ziehen lassen. Danach filtern, mit dem Honig mischen, in Flaschen füllen. Bald verbrauchen.

Feigensirup

Feigen fördern bekanntlich die Verdauung. Nehmen Sie bei Verdauungsträgheit 1 EL davon ein. Wer zu Durchfällen und Blähungen neigt, sollte lieber darauf verzichten. Vom Dauergebrauch als Abführmittel ist abzuraten. Besser ist, die Ursache der Probleme zu erforschen. Selbstgekochter Feigensirup schmeckt auch als Sauce über Desserts gut. Darmstimulanzien nur für Erwachsene verwenden.

Zutaten:

- *500 g frische Feigen, gut reif (am besten in Bioqualität)*
- *0,6 l Wasser*
- *650 g Zucker*

Feigen waschen, in Stücke schneiden und mit 300 g Zucker über Nacht Saft ziehen lassen. Dann Wasser und restlichen Zucker 5 Minuten lang kochen. Feigenstücke zum Sirup geben, mit einem Mixer pürieren. 5 Minuten lang sanft kochen lassen, durch ein Tuch filtern und heiß abfüllen.

Fenchelsirup (Fenchelhonig)

Im Handel üblich unter der Bezeichnung Fenchelhonig, stellen wir diesen nur mit Zucker als Fenchelsirup her, so dass kein Honig enthalten ist. So kann er bereits Kleinkindern verabreicht werden (Absprache mit dem Kinderarzt!) Fenchelsirup ist hilfreich bei Blähungen (die oft auch kleinste Schreihälse plagen) und auch bei leichtem Husten. Er wirkt entblähend, entkrampf-end, beruhigend, schlaffördernd und entzündungshemmend. Man gibt bis zu mehrmals täglich bei Bedarf ein paar Tropfen (max. ca. 1/3 TL) am besten pur in den Mund. Größeren Kindern 3-4mal 1 TL voll. Statt mit echtem Fenchel kann der Sirup auch mit ätherischem Fenchelöl (am besten in Demeter-Qualität) angerührt werden: 10 Tropfen in 100 ml abgekühlten Zuckersirup verrühren.

Zutaten:

- *100 ml Wasser*
- *80 g Zucker*
- *20 g Fenchelsamen*

Fenchel im Mörser oder Mixer fein mahlen. Mit dem Wasser und dem Zucker in einem kleinen Töpfchen zum Kochen bringen und 3 Minuten lang wallend kochen. Vom Herd ziehen und auskühlen lassen. Durch ein feines Sieb filtern (evtl. auch ein Kaffeefilter verwenden), bis der Sirup klar ist. In ein Fläschchen füllen, im Kühlschrank aufbewahren und innerhalb von 8 Wochen verbrauchen.

Fichtennadelsirup

(= Fichtensprossensirup, Wipferlsirup, Fichtensirup)

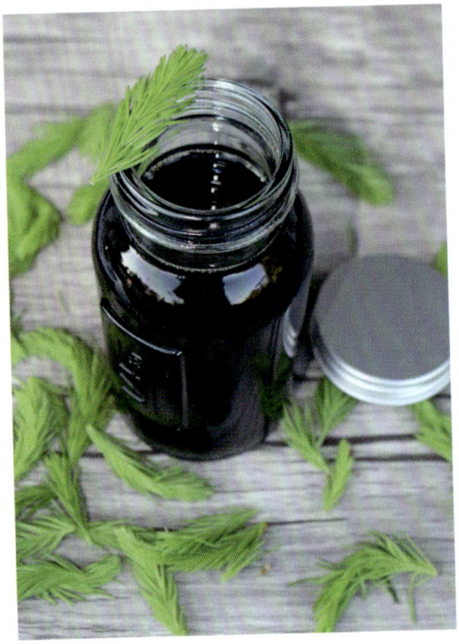

Dieser Sirup wird pur oder in Tee eingenommen und ist ein sehr gutes und stärkendes Mittel auch bei hartnäckigem Husten und Brustkrankheiten.

ANWENDUNGSEMPFEHLUNG:
Erwachsene nehmen 3-5 EL am Tag ein
Kinder über 10 Jahre die Hälfte.
Zum ständigen Gebrauch nicht geeignet, sondern als vorbeugende Kur oder bei akuter Krankheit. Fichten enthalten Harz- und Gerbstoffe, daher hält sich dieser Sirup wesentlich länger als Blüten- und Fruchtsirup. Verwendbar sind übrigens auch junge Tannenspitzen. Bitte nur erlaubterweise und von verschiedenen Bäumen pflücken.

Tipp: Fichtensirup mit gutem trockenen Weißwein oder Sekt aufgießen, ergibt einen wunderbaren Waldtrunk!

Zutaten für Sirup aus dem Glas:

- *2 Handvoll frisch geerntete Fichtennadelspitzen*
- *300 g brauner Kandiszucker*
- *300 ml Wasser*
- *1 Schraubglas, Fassungsvermögen ca. 0,5 Liter*

Die sauberen (nur ausschütteln) Fichtennadeln fein hacken, dann in das Glas geben. Kandis und Wasser zu einem Sirup kochen. Heiß über die Fichtennadeln gießen. Das Glas verschließen und 2-3 Wochen lang an ein sonniges Fenster stellen, täglich schütteln. Filtern und in einem Glas oder einer weithalsigen Flasche kühl aufbewahren.

Zutaten für Kochsirup:

- *1 l frisch geerntete Fichtennadelspitzen*
- *1 kg Zucker*
- *1 l Wasser*
- *kleine Flaschen*

Die jungen Triebe in einem Kochtopf gut mit Wasser bedecken. Bei niedriger Temperatur 1 Stunde lang simmern lassen, durch ein Tuch filtern. Den klaren Saft nun mit dem Zucker 40 Minuten lang sanft köcheln lassen (färbt sich dunkel). Abkühlen lassen und abfüllen. Wer den Sirup dicker mag, lässt ihn am nächsten Tag nochmals für 20-40 Minuten köcheln (dann nicht vorher abfüllen) und füllt ihn dann in Gläser ab.

Fichtensprossenhonig

ANWENDUNGSEMPFEHLUNG:
Erwachsene nehmen 3-5 EL am Tag ein
Für Kinder wegen des Alkoholgehaltes nicht empfohlen!

Zutaten:

- *2-3 Handvoll Fichtensprossen*
- *100 g Weingeist oder Ansatzalkohol, 70 Vol. %*
- *400 g Waldhonig*

Die Fichtensprossen fein zerschneiden oder mixen, in ein Glas schichten, mit dem Alkohol übergießen, bis alles bedeckt ist. Verschließen und 3 Tage lang ausziehen lassen. Durch ein Sieb filtern, die Fichtensprossen fest ausdrücken. Honig warm stellen, bis er flüssig ist (Wasserbad oder Heizung, nicht wärmer als 40 Grad maximal!). Dann den Honig mit der abgefilterten Fichtentinktur gut verrühren. In kleine Gläser abfüllen; kühl aufbewahren.

Fichtenbrusthonig

Dieses wirkungsvolle Hustenmittel hilft bei verschleimten Bronchien und schlechtem Abhusten.

ANWENDUNGSEMPFEHLUNG:
Erwachsene nehmen mehrmals am Tag 1 EL voll ein, Kinder über 10 Jahre die Hälfte. Für Kleinkinder ungeeignet.

Zutaten:

- *10 Tr. ätherisches reines Fichtennadelöl (bio)*
- *5 g 70-90 Vol. % Weingeist*
- *300 g Wald- oder Tannenhonig*
- *180 g Zucker*
- *120 g Wasser*

Zucker und Wasser 5 Minuten lang zu einem leichten Sirup kochen. Fichtennadelöl mit dem Weingeist mischen, den Honig zufügen und gut verrühren (evtl. neben die Heizung stellen, so wird der Honig flüssiger), dann den erkalteten Sirup zugeben und gut mischen. In Fläschchen abfüllen.

Gänseblümchensirup

Gänseblümchen regen den Stoffwechsel an und eignen sich daher besonders gut bei der Frühjahrskur. Mehrmals täglich 1 EL mit 1 EL Apfelessig in Wasser auflösen und über einen Zeitraum von 4 Wochen trinken.

Die Gänseblümchen in ein Glas geben. Zucker und Wasser 5 Minuten wallend zu einem Sirup einkochen und über die Kräuter gießen. 2 Tage lang abgedeckt stehen lassen, absieben und nochmals zum Kochen bringen, heiß abfüllen.

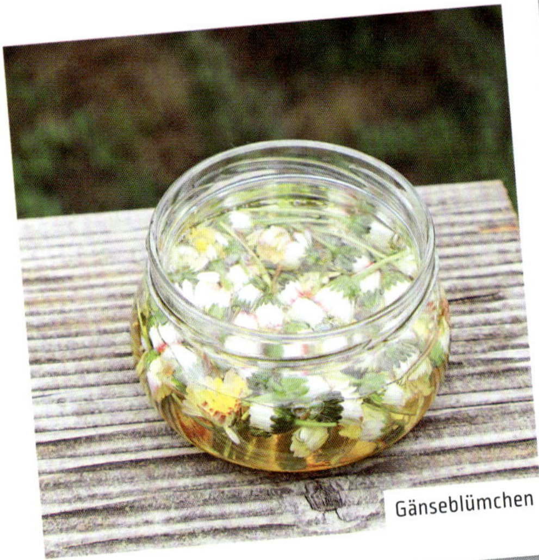
Gänseblümchen

Zutaten:

- *40 g Gänseblümchen, frisch*
- *500 ml Wasser*
- *500 g Zucker*

Hagebuttensirup

Wir verwenden hier die Früchte der sogenannten Hunds- oder Heckenrose. Die Hagebutten werden aufgrund der adstringierenden Wirkung der enthaltenen Gerbsäure bei der Behandlung von Magen- und Darmbeschwerden eingesetzt, auch schon bei Hildegard von Bingen, allerdings nicht von kranken Personen. Sie sollen auch harntreibend sein. Wichtig ist aber vor allem der hohe Gehalt an Vitaminen, besonders des Vitamin C. Bis zum zehnfachen des Vitamin-C-Gehaltes der Schwarzen Johannisbeere soll die Hagebutte liefern. Dieser Sirup ist also (soweit das Vitamin C durch das Kochen nicht zerstört wurde) besonders in Erkältungszeiten zu empfehlen. Trinken Sie dann davon mehrmals am Tag 1-2 EL in Wasser aufgelöst.

Zutaten:

- *1 kg Hagebutten*
- *1 l Wasser*
- *1-1,3 kg Zucker*

Die Hagebutten waschen, so dass alle losen Teile entfernt werden. Die Früchte dann mit dem Wasser etwa 30 Minuten bedeckt weich kochen

oder: Die Hagebutten mit dem Wasser aufkochen und dann in eine Wärme-Kochkiste stellen über Nacht, um den Vanillegeschmack der Kerne besser auszuziehen. Anschließend alles durch ein mit einem Tuch ausgelegtes Sieb passieren, das Fruchtmus abpressen. Zusammen schütten, abmessen und mit dem Zucker (auf 1 l gibt man 1 kg Zucker) 10 Minuten lang zu einem Sirup kochen. Heiß in kleine Flaschen füllen. Eventuell nochmals bei 100 Grad im Backofen in einem Wasserbad 30 Minuten lang sterilisieren.

Heidekrautsirup

Das blühende Heidekraut, die *Calluna vulgaris* wird in der Kräuterheilkunde eingesetzt bei Infektionen des Harnwegapparates, insbesondere bei Blasenentzündungen und Nierensteinen. Wer diesbezüglich geplagt ist, kann den Honig auch vorbeugend einnehmen als stärkende Kuranwendung.

ANWENDUNGSEMPFEHLUNG:
Kur: Erwachsene nehmen 2mal täglich je 1 EL voll ein oder mischen dieselbe Menge in 1 l stilles Wasser und trinken dies über den Tag verteilt. Wer mag, gibt noch den Saft 1/2 Zitrone hinzu.
Akut: 6mal täglich je 1 TL in 250 ml Wasser oder Tee auflösen und trinken.

Zutaten:

- *400 ml Wasser*
- *400 g Zucker*
- *50 g Heidekraut und -blüten*

Wasser und Zucker zum Kochen bringen, 5 Minuten lang wallend kochen lassen. Heidekraut zugeben, untermischen und bis zum Abkühlen darin ziehen lassen.
Durch ein Sieb filtern, Kraut gut auspressen und in eine Flasche abfüllen

Herniariasirup *(= Bruchkrautsirup)*

Das im Herniariakraut enthaltene Saponin hat eine harntreibende Wirkung. Der Sirup daraus soll nach der Volksheilkunde bei Nierensteinen, Nierenentzündung, Gries, Blasenkrankheiten, Gelbsucht, Magenverschleimung und erhöhter Gallensaftbildung helfen. Dabei wird Erwachsenen die Einnahme von 3 x täglich 1 TL empfohlen. Früher wurde Bruchkraut zusammen mit Bärentraubenblättern zu einem in Apotheken vertriebenen Mittel namens „Herniol" verarbeitet.

ACHTUNG: Bitte suchen Sie einen Arzt auf bei den genannten Krankheiten!

Zutaten:

- *100 g Herniariakraut, frisch oder 50 g getrocknet*
- *400 g Wasser*
- *100 g 90 Vol. % Weingeist (Apotheke)*
- *500 g Zucker*

Das gewaschene grob gehackte Kraut oder das getrocknete Kraut mit dem kochenden Wasser übergießen, 30 Minuten lang ziehen lassen. Den Weingeist zugeben und über Nacht zugedeckt ruhen lassen. Danach abfiltern, das Kraut dabei gut auspressen.
Zucker zugeben und 5 Minuten lang wallend zu einem Sirup einkochen, heiß abfüllen.

Huflattichsirup

Huflattich ist eines der wirksamsten Hustenkräuter, der vor allem morgendliche Hustenanfälle gut lindern kann. Durch die Beigabe von gutem Honig wird der Heilungsprozess eingeleitet, Huflattich alleine lindert und löst hartnäckigen Schleim.
Er wird zweimal im Jahr geerntet, einmal die Blüten und später die jungen Blätter nach der Blüte, wobei die Blüten weniger wirksam sein sollen wie die Blätter. Man kann jedoch auch einen gemischten Sirup aus Blüten und Blättern herstellen nach den weiter genannten Rezepten. In Grippezeiten zur Vorbeugung oder bei Husten und Erkältung am besten pur einnehmen, jedoch grundsätzlich nicht länger als 4 bis 6 Wochen pro Jahr, da Huflattich Pyrrolizidinalkaloide enthält, die Untersuchungen zufolge krebserregend bei Dauergebrauch bzw. in hoher Dosierung wirken können. Ein Fußbad mit einem Huflattichsud oder das Auflegen der frischen Blätter tut gut bei geschwollenen Füßen.

ANWENDUNGSEMPFEHLUNG:
Erwachsene nehmen bis zu 3 EL am Tag ein, Kinder von 3 bis 8 Jahre 3 TL, Kinder zwischen 8 und 12 Jahre 3mal je 2 TL. Wenn die Erkältung vorüber ist, damit aufhören.

Zutaten für Blättersirup:

- *300 ml Huflattichblätter*
- *ca. 500 g brauner Zucker*
- *250 g Wald- oder Tannenhonig*

Die gewaschenen Huflattichblätter mit Zucker abwechselnd in ein weithalsiges Glas schichten. Bis zum nächsten Tag setzen lassen, nochmals bis zum Rand füllen, die oberste und die unterste Schicht muss Zucker sein. Mit mehreren Schichten Pergamentpapier verschließen. Dann bis zum September an einen warmen Platz fermentieren lassen (vergl. Spitzwegerichsirup, Variante 2!). Den Inhalt fest durch ein Tuch pressen. Leicht erwärmen und mit soviel Honig mischen, dass ein dickflüssiger Sirup entsteht. In kleine Fläschchen füllen und kühl lagern. Angebrochene Flaschen im Kühlschrank aufbewahren und bald verbrauchen.

Zutaten für Blütensirup:

- *400 ml (ca. 2 Handvoll) Huflattichblüten*
- *1 L Wasser*
- *1 kg Zucker*
- *1 unbehandelte Zitrone*
- *1 unbehandelte Orange*

Die Blüten gründlich ausschütteln. In einen Topf geben und mit dem Wasser und den in Scheiben geschnittenen Zitrusfrüchten (vorher gut abwaschen) aufkochen lassen. Dann 30 Minuten lang auf kleinster Stufe ziehen lassen. Den Sud durch ein feuchtes Tuch filtern, die Scheiben der Zitrusfrüchte dabei gut ausdrücken. In einem Topf mit dem Zucker etwa 15 Minuten zu einem Sirup kochen. Heiß in Flaschen füllen, kühl aufbewahren.

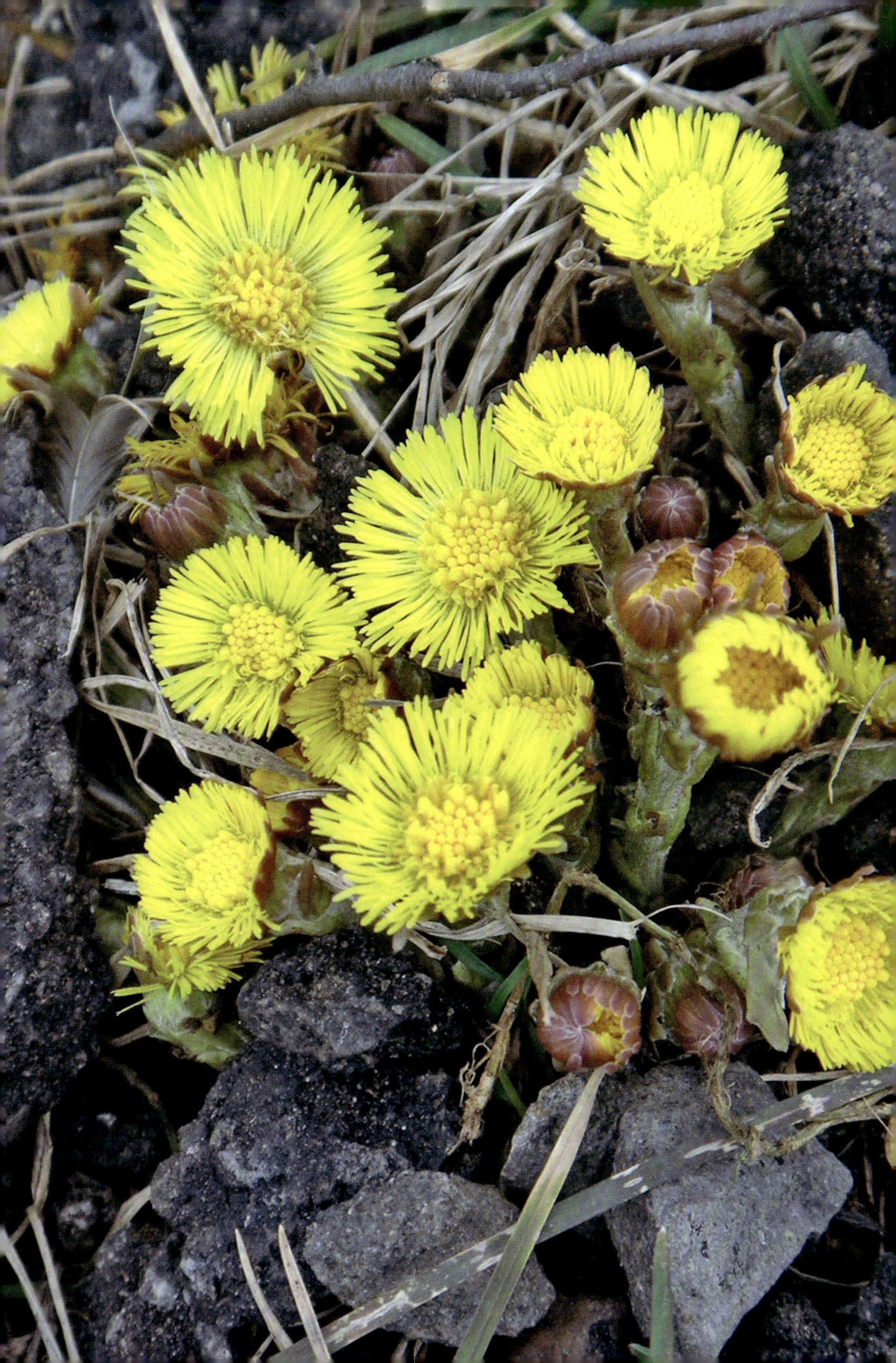

Hustensaft (Frischpflanzen)

- siehe auch Huflattichsirup, Thymiansirup, Spitzwegerichsirup, Kiefersprossensirup, Fichtennadelspitzensirup, Fichtenbrusthonig, Karottensirup, Eibischwurzelsirup, Malvensirup

ANWENDUNGSEMPFEHLUNG:
Mehrmals täglich nehmen Erwachsene und Kinder 1 TL davon am besten mit den Kräutern in den Mund und kauen sie gut durch. Wer dies gar nicht mag, löst den Honig in lauwarmem Tee auf und schüttet die Kräutlein weg.

Zutaten:

- *100 g Spitzwegerichblätter, frisch*
- *2 EL Fichtensprossen, frisch*
- *2 EL Brennnesseltriebspitzen*
- *2 EL Meerrettichblätter, frisch (wenn vorhanden)*
- *2 EL Gundelrebe, frische Triebspitzen*
- *2 EL Thymiankraut, frisch*
- *2 EL Lindenblüten, frisch oder*
- *2 EL Holunderblüten, frisch (ohne Stiel)*
- *500 g Waldhonig oder Thymianhonig*

Die Kräuter säubern und sehr fein hacken, evtl. mithilfe eines kräftigen Mixers. Dann in ein weithalsiges Gefäß füllen, Honig dazu geben und gut verrühren. Werden Kräuter erst später gepflückt, kann man sie auch dann noch zufügen. Verschließen und kühl und dunkel lagern. Bei Husten, Erkältung, Heiserkeit oder Halsschmerzen dann eine kleinere Menge in ein kleines verschließbares Gläschen abfüllen, so dass keine Keime in das Honigglas gelangen können.

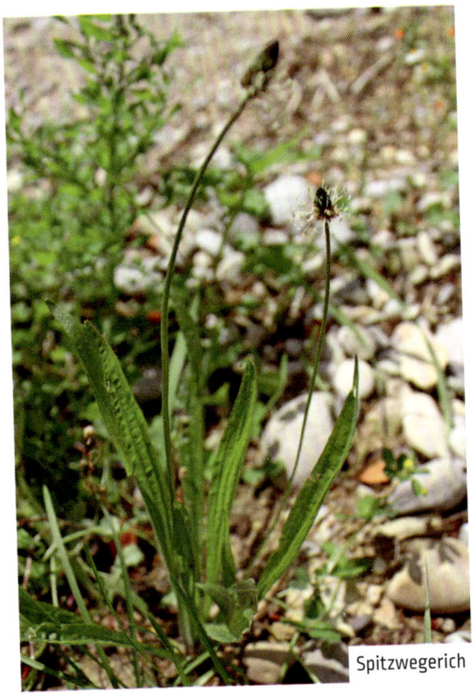

Spitzwegerich

Johanniskrauthonig

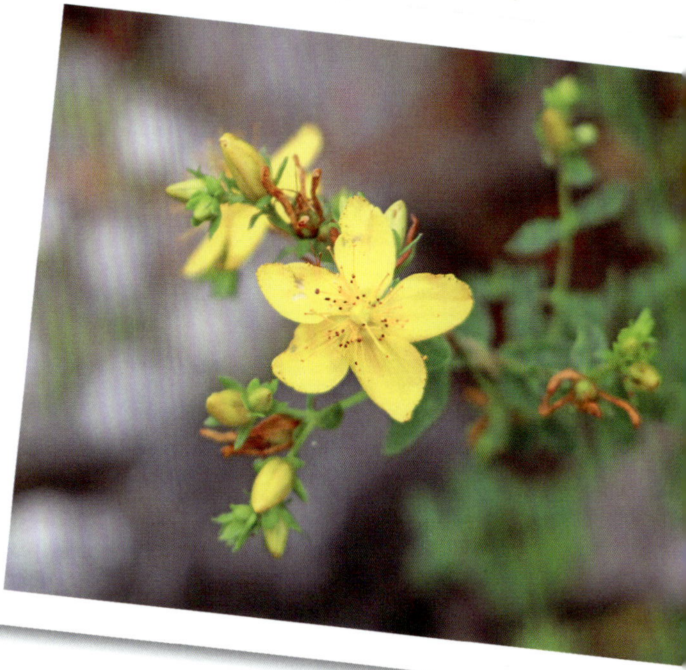

Johanniskraut ist ein wunderbares Nerven- und Depressionsmittel. Dieser Kräuterhonig eignet sich sehr gut auch pur oder in heißer Milch als Schlaftrunk (ca. 1 EL auf 200 ml). Bei Depressionen oder Störungen des nervlichen Gleichgewichtes nehmen Erwachsene 2-3 x täglich 1 TL. Tageshöchstdosis Trockensubstanz 30-50 g.

Achtung: Johanniskraut erhöht die Lichtempfindlichkeit (Photosensitivität) der Haut und kann die Wirkung der Anti-Baby-Pille beeinträchtigen!

Zutaten:

- *100 g Johanniskraut, frisch oder 50 g getrocknet (Blüten und Kraut)*
- *100 ml Wasser*
- *300 g Waldhonig oder Lavendelhonig*
- *kleine dunkle Gläser*

Das Johanniskraut ausschütteln, so dass es sauber ist. Fein hacken oder mörsern, mit dem Wasser kalt ansetzen, über Nacht ziehen lassen in einem Porzellan- oder Steingutgefäß. Am nächsten Tag dann langsam zum Kochen bringen, nach 2 Minuten abstellen und auf 50 Grad etwa abkühlen lassen. Abfiltern und mit dem Honig vermischen, abfüllen und kühl und dunkel aufbewahren.

Kalmushonig

Die Kalmuswurzel ist im Orient als Aphrodisiakum beliebt, in Rom wird sie „Venuspflanze“ genannt. Sie hilft bei Magenbeschwerden, Verstopfung, Darmkrämpfen, kräftigt das Zahnfleisch und soll sogar bei der Raucherentwöhnung wirksam sein. In der Volksheilkunde hilft Kalmus auch bei Wassersucht und bei Wechseljahrsbeschwerden. Junge, fleischige, unverholzte Kalmuswurzeln verwenden oder getrocknete in Apothekenqualität besorgen.

ANWENDUNGSEMPFEHLUNG:
Erwachsene nehmen bis zu 3mal täglich 1-2 TL voll ein. Tageshöchstdosis Abkochung 40g.

Zutaten für Kalmushonig:

- *100 g frische Kalmuswurzel*
- *100 ml Wasser*
- *300 g Honig*

Den Kalmus unter fließendem Wasser gut reinigen, die Haut etwas abschaben und in kleine Stücke schneiden. Mit Wasser weich kochen lassen, bis die Lösung fast verdampft ist, aber nicht verkochen lassen (Vorsicht, damit nichts anbrennt!). Den Honig im Wasserbad nicht mehr als 40 Grad erhitzen, damit er flüssig wird. Den Kalmus auf möglichst kleine Gläschen verteilen, den Honig darüber verteilen. Zur Haltbarmachung kann der Honig dann 20 Minuten bei 80 Grad sterilisiert werden.

Zutaten für Kalmushonig aus der Trockenwurzel:

- *50 g Kalmuswurzel, getrocknet*
- *200 ml Alkohol (mind. 40 Vol.%, besser 70 Vol. %)*
- *200 ml destilliertes Wasser (Apothekenqualität)*
- *400 g Honig*

Den Kalmus mit dem Alkohol in ein Schraubglas geben und an einem dunklen Ort 3 Wochen lang ausziehen. Am besten täglich durchschütteln. Durchsieben, destilliertes Wasser und Honig mit dem Auszug gründlich vermischen und in kleinere Flaschen füllen.

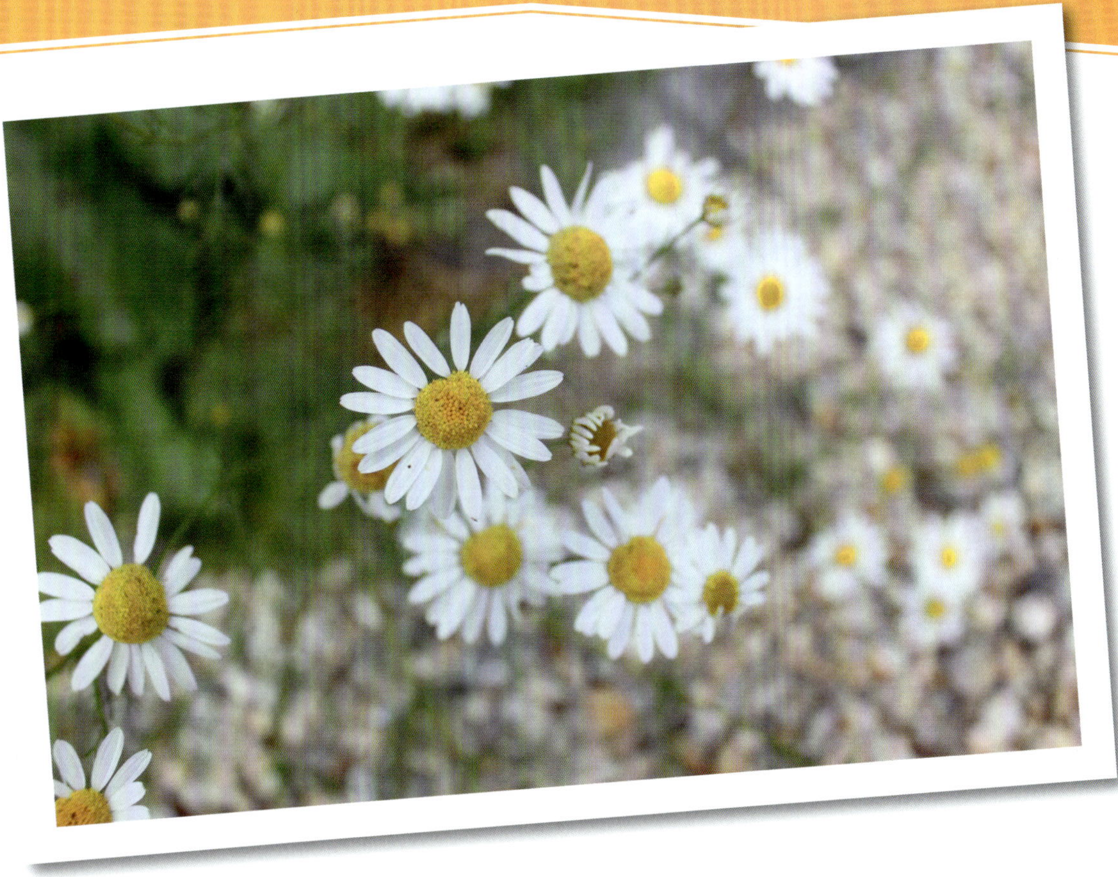

Kamillenblütenhonig

Dieser Kräutersirup der echten Kamille hilft schnell bei Bauchkrämpfen und Koliken, wirkt krampflösend, blähungstreibend, entzündungshemmend und schmerzstillend (ähnlich entzündungshemmend wie Kortison). Nicht zum Dauergebrauch geeignet, nach spätestens 4 Wochen eine gleichlange Pause einlegen. In lichtundurchlässigen Fläschchen aufbewahren. Bei Bedarf nehmen Erwachsene 2 EL, Kinder (über 1 Jahr) 1-2 TL. Tageshöchstdosis Infus 30 g.

Zutaten:

- *200 g frische (echte oder am besten römische) Kamillenblüten oder 100 g getrocknete Kamille*
- *300 ml Wasser*
- *600 g Honig*

Die gesäuberten, nicht gewaschenen Blüten in ein Steingut- oder Tongefäß geben, mit dem kochenden Wasser übergießen, zugedeckt 2 Tage an einem kühlen Ort ziehen lassen. In einem Kochtopf aufkochen lassen, vom Herd ziehen und auskühlen lassen. Den Sud filtern, die Blüten fest auspressen. Nochmals zum Kochen bringen und bei wenig Hitze offen auf die Hälfte einkochen. Handwarm abkühlen lassen, dann den Honig einrühren. In Flaschen füllen. Kühl und dunkel lagern.

Karottensirup

Ein gutes Hausmittel bei Husten und Heiserkeit. In alten Kräuterbüchern wird Karottensirup sogar bei Lungen- und Kehlkopftuberkulose empfohlen. Wassertreibend bei Nieren – und Blasenstörungen. Zu Zugabe von Fenchelsamen erleichtert das Abhusten und wirkt gleichzeitig gegen Blähungen.

ANWENDUNGSEMPFEHLUNG:

Karotten-Fenchel-Sirup: 3mal täglich 1 EL, Kinder ab 1 Jahr mehrmals täglich 1 TL, Kleinkinder 3mal täglich 1/2 TL.

Karottenhonig: 3mal täglich 1-2 EL, Kinder ab 1 Jahr 3mal täglich 1 TL.

Zutaten für Karotten-Fenchel-Sirup:

- *1 EL Fenchelsamen*
- *1 kg Bio-Karotten, sehr frisch*
- *Ca. 500 g Zucker*
- *kleine Flaschen*

Fenchelsamen im Mörser oder einem Mixer fein mahlen. Die möglichst frischen großen Karotten (kaufen Sie Biokarotten ab Hof, wenn Sie die Möglichkeit haben!) sauber abschaben oder abschälen. In der Küchenmaschine fein reiben (oder im Mixer fein hacken), und den Saft durch ein Tuch pressen, oder im Entsafter auspressen. Dann stehen lassen, damit sich der trübe Teil absetzt. Den klaren Teil vorsichtig abgießen und mit dem Zucker (auf 0,5 l Saft nimmt man 500 g Zucker) und dem Fenchelpulver etwa 15 Minuten lang zu einem Sirup kochen. Noch heiß durch ein feines Sieb mittels Trichter abfüllen, verschließen und kühl und dunkel lagern. Bald verbrauchen.

Zutaten für Karottenhonig:

- *500 g Karotten*
- *200 ml Wasser*
- *ca. 1 kg Honig (bevorzugt Waldhonig)*

Die Karotten putzen und schälen, in Stücke schneiden. In einen Kochtopf geben, mit dem Wasser etwa 15 Minuten lang weich kochen. Mit einem Mixer fein pürieren und durch ein Tuch oder einen Nussmilchbeutel pressen. Auf 500 ml des so erhaltenen Saftes nimmt man nun 1 kg Honig, der darin aufgelöst wird, sobald der Saft nur noch handwarm ist. In Fläschchen füllen und kühl lagern. Innerhalb von 4 Wochen aufbrauchen.

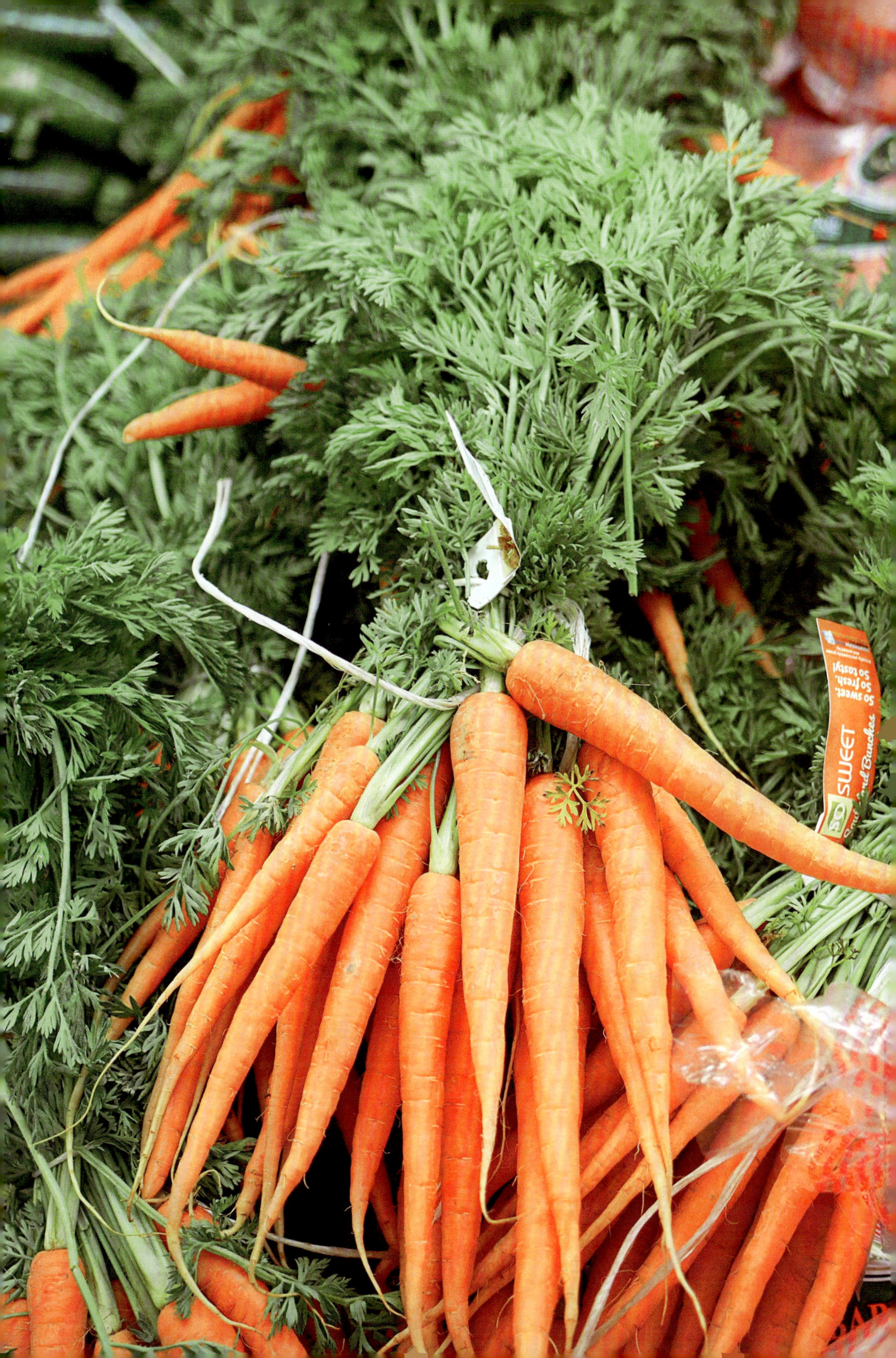
So sweet.
So fresh.
So tasty!
SWEET
Bunches

Kiefersprossensirup *(= Wipferlsirup)*

Kiefer wirkt bei Bronchitis, Husten, Halsschmerzen und Katarrhen. Reine ätherische Öle sind für Kleinkinder tabu, doch der Sirup kann ab 1 Jahr gegeben werden: 3mal täglich 1 TL voll, Kinder ab 5 Jahren die doppelte Menge, Erwachsene und Kinder ab 12 3mal tägl. 1 EL).

Zutaten:

- *1 kg frische Kiefersprossen*
- *2 l Wasser*
- *1 kg Rohzucker*
- *500 g Honig*

Die Kiefersprossen in einen Topf geben und gut mit Wasser bedeckt 30 Minuten lang offen kochen lassen. 2 Tage lang zugedeckt an einem kühlen Ort stehen lassen. Den Sud durch ein Tuch pressen und mit dem Zucker 20 Minuten kochen. Etwas abkühlen lassen und den Honig zufügen, sofort in Flaschen füllen.

Korianderhonig

Gegen Kopfschmerzen und vor allem wiederkehrende Migräne soll nach positiven Studienberichten ein Sirup bzw. Honig aus Koriandersamen und/oder Koriandersamenöl helfen. Die Häufigkeit der Anfälle sowie die Intensität der Schmerzattacken und deren Dauer kann anscheinend durch die regelmäßige Einnahme stark reduziert werden. Einen Versuch ist es sicherlich wert! Man nimmt in prophylaktisch (vorbeugend) täglich 3 TL voll ein. Siehe auch Brummschädelhonig.

Zutaten:

- *250 g Blütenhonig*
- *10 ml Korianderöl, ätherisch (aus den Samen, möglichst für die Einnahme geeignet, bevorzugt in Bio-Qualität)*

Blütenhonig am besten 1 Stunde an einen warmen Ort oder in die direkte Sonne stellen, so dass er leicht erwärmt ist und sich besser rühren lässt. Nun das Korianderöl hinzufügen und beides gut vermischen. An einem dunklen Ort lagern und innerhalb von 2 Monaten aufbrauchen.

Klatschmohnsirup *(= Mohnsirup, = Feldmohnsirup, = Klatschrosensirup)*

Mohnblütenblätter sind oftmals Bestandteile von Brust- und Hustentees. Mohnsirup wurde früher bei hartnäckigem Reiz- und Keuchhusten und Brustkatarrh empfohlen, wirkt auch beruhigend und schmerzstillend (tagsüber öfters 1 EL einnehmen) bei Schlaflosigkeit und Nervosität. Bei einem Gebrauch für kleine Kinder bitte erst beim Arzt nachfragen. Nicht für den dauernden Gebrauch empfohlen, da die Pflanze, wie alle Mohngewächse, Alkaloide enthält.
Daher die grünen Pflanzenteile nicht verwenden! Anwendungsempfehlung: nach dem Essen 1 EL voll einnehmen. Mohnblütenblätter vorsichtig im Schatten trocknen, denn sie werden leicht schwarz und dann unbrauchbar. Tageshöchstdosis Infus 10-20 g.

Die sauberen Blütenblätter mit dem kochenden Wasser übergießen, 12 Stunden lang ziehen lassen. Abgießen, die Blätter gut ausdrücken. Den Sud mit dem Zucker auf kleiner Flamme zu einem Sirup einkochen lassen, in kleine Fläschchen füllen.

Zutaten:

- *100 g frische Blütenblätter oder*
- *40 g getrocknete Blütenblätter*
- *300 ml Wasser*
- *300 g Zucker*

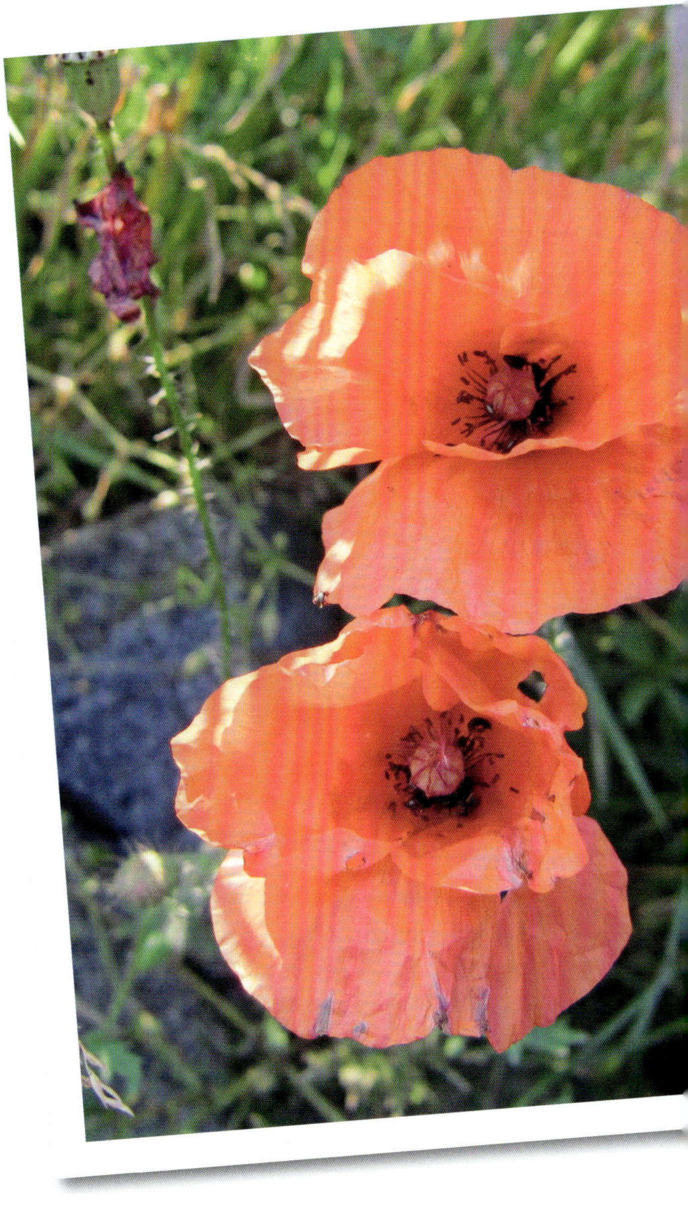

Lavendelblütensirup

Man verwendet die Blättchen und die Blütenähren. Lavendel hat eine sehr beruhigende Wirkung auf das Nervensystem, hilft dadurch bei Kopfschmerzen, Migräne, Einschlafschwierigkeiten (vor dem Schlafengehen einnehmen!). Er fördert aber auch die Verdauung durch Anregung der Gallenbildung. Im Volksaberglauben schützte Lavendel vor schwarzer Magie und dem „Bösen Blick". Tageshöchstdosis für Erwachsene 3-4 EL, Kinder ab 6 Jahren 1-2 TL.

Zutaten für Fermentierter Lavendelsirup:

- *250 g frische Lavendelblüten*
- *500 g Zucker*
- *weithalsiges verschließbares Glasgefäß*

Die frischen Blüten abwechselnd mit dem Zucker in das Glas schichten (erste und letzte Schicht Zucker), luftdicht verschließen. An einem warmen und dunklen Ort 5 Monate lang fermentieren lassen. Dann die Kräuter gut auspressen, alles filtern und abfüllen. Oder den Sirup ganz kurz zum Kochen bringen, dann in Flaschen füllen.

Zutaten für Lavendelsirup:

- *2 Handvoll frische Lavendelblüten*
- *1 Vanilleschote*
- *500 g Zucker*
- *500 ml Wasser*

Die Blüten mit dem Wasser, der aufgeschlitzten Vanilleschote und dem Zucker mischen und 10 Minuten lang sanft zu einem Sirup kochen, die Blüten entfernen und heiß abfüllen.

Zutaten für Lavendelblütenhonig:

- *2 Handvoll frische Lavendelblüten*
- *200 ml Wasser*
- *350 g Honig (Blütenhonig,*
- *noch besser Lavendelhonig)*

Blüten in ein Keramikgefäß geben, mit dem kochenden Wasser überbrühen, 2 Tage lang zugedeckt im Kühlschrank ziehen lassen. Abseihen, die Blüten gut auspressen. Den Sud aufkochen, reduzieren auf 100 ml. Handwarm abgekühlt den Honig darin auflösen. Kühl lagern.

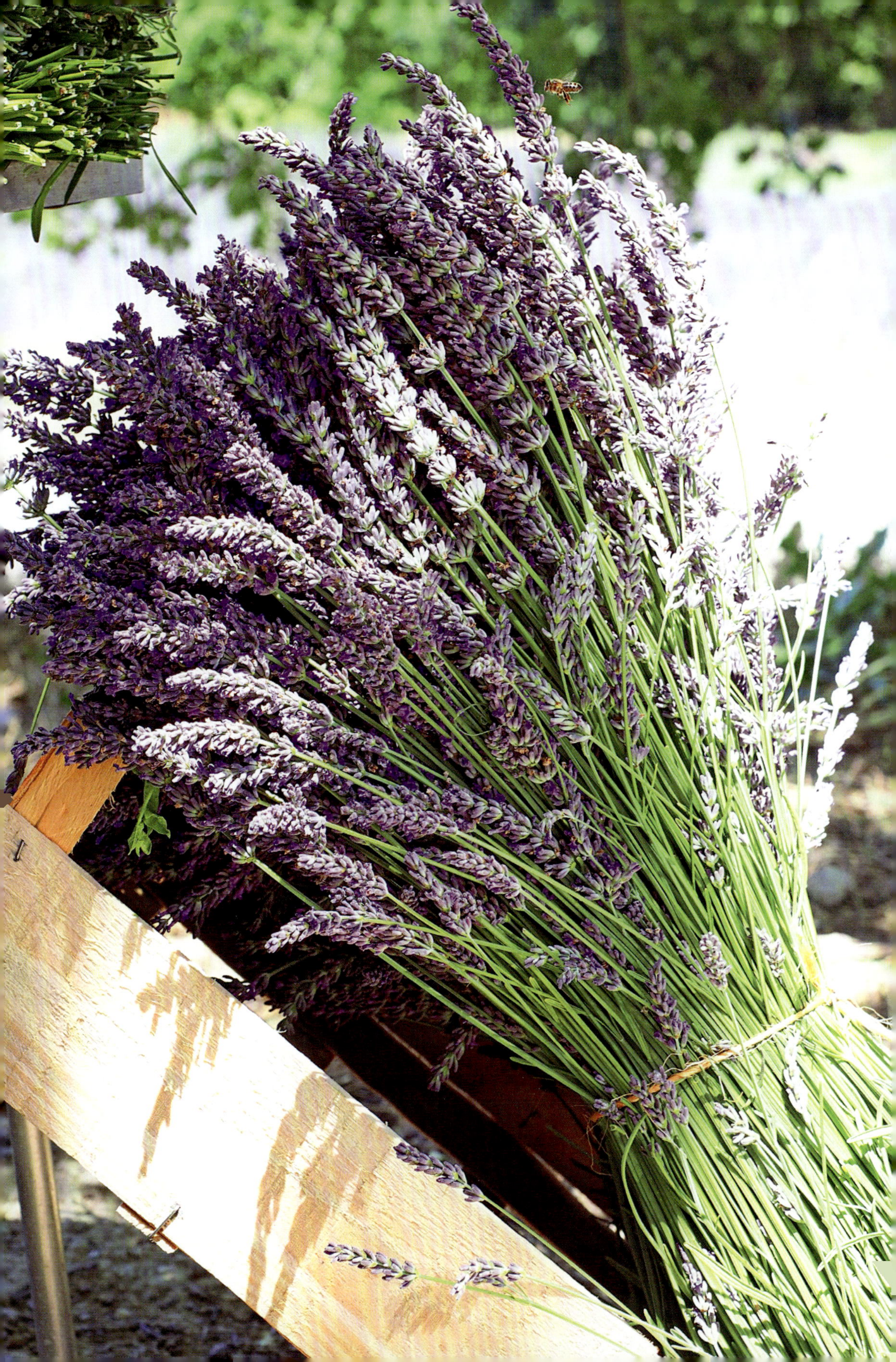

Löwenzahn-Honig

Löwenzahn eignet sich durch seine blutreinigende und anregende Wirkung auf die Entgiftungsorgane besonders gut für eine kurmäßige Anwendung: ein oder auch zweimal im Jahr über einen Zeitraum von 4 Wochen morgens, mittags und abends je 1 TL davon einnehmen. Auch Kinder und Kleinkinder dürfen gerne von diesem leckeren Sirup naschen (aufs Brot oder in Getränken). Volksheilkundlich wird er als „Honig“ bezeichnet, obwohl er nur aus Zucker gekocht wird.

Zutaten:

- *2 Bio-Zitronen*
- *400 g frische Löwenzahnblüten (ohne Stiele)*
- *1,2 l Wasser*
- *1,2 kg Rohrohrzucker*

Die Zitrone heiß abwaschen, abtrocknen und in Scheiben aufschneiden. Die sauberen, aber nicht gewaschenen Blüten mit den Zitronenscheiben im Wasser zum Kochen bringen und 15 Minuten lang köcheln lassen. Über Nacht abgedeckt stehen lassen. Abseihen, die Blüten fest ausdrücken. Den Sud mit dem Zucker zusammen bei milder Hitze offen einkochen:

- Für Sirup etwa 10 Minuten.
- Für sämigen "Honig" 1,5 bis 2 Stunden lang (Achtung, er kristallisiert dann schneller aus).

Heiß in kleine Gläser bzw. Flaschen abfüllen.

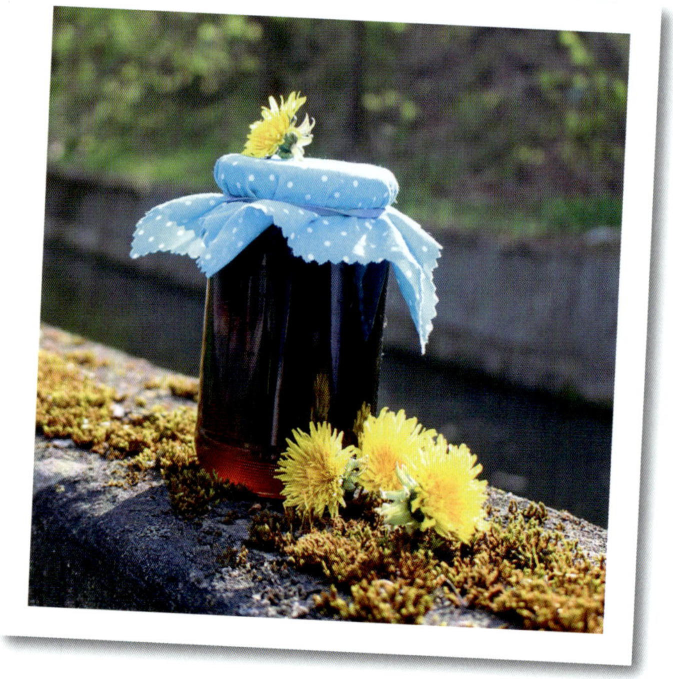

Mädesüß-Sirup

Nutzen Sie die schmerzstillende, entzündungshemmende, blutreinigende und fiebersenkende Wirkung von Mädesüß durch Einnahme des puren Sirups. Wirkt bei schmerzhaften Harnwegsinfektionen (trotzdem bitte den Arzt aufsuchen, wenn die Infektion länger als 2-3 Tage dauert!). Mädesüß schmeckt sehr bitter, daher eignet sich die Herstellung als Sirup ganz besonders gut (allerdings werden die Bitterstoffe dadurch teilweise unwirksam). Man benötigt 2-4 EL bei einem Kopfschmerzanfall (in Wasser verdünnen). Das enthaltene Salicin (eine natürliche Vorstufe von Acetylsalicilsäure) wirkt langsamer als bei der Einnahme von Tabletten, soll aber nebenwirkungsfreier sein. Bitte bei längerem Gebrauch mit dem Arzt abstimmen. Nicht für Kinder oder Tiere geeignet!

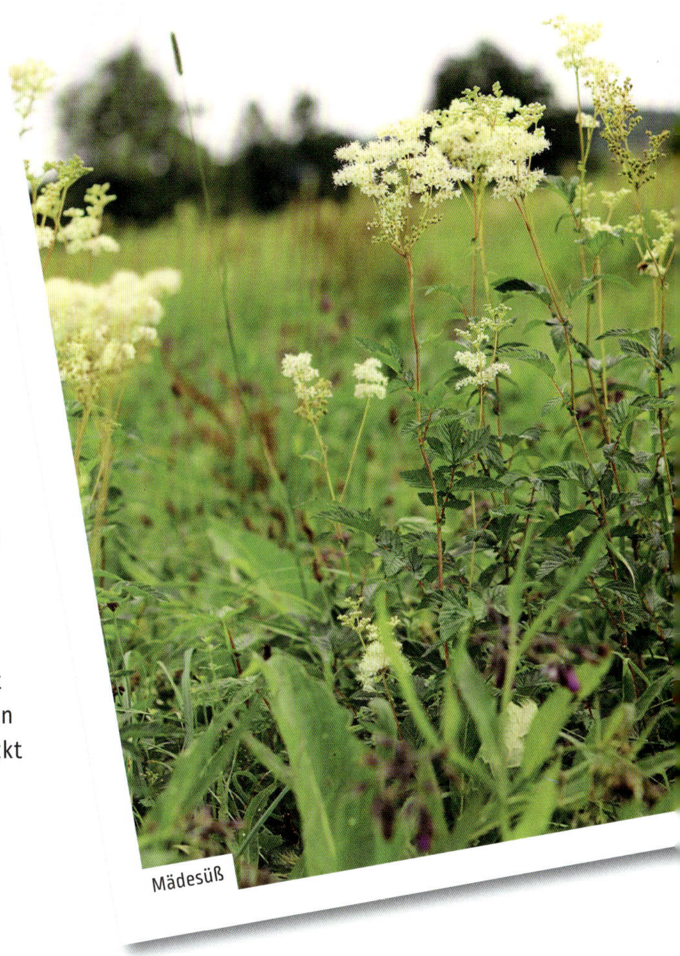

Mädesüß

Blüten und Kraut mit dem Wasser und dem Zucker vermischen und 10 Minuten lang sanft simmernd zu einem Sirup kochen. Ausschalten und an einem kühlen Ort 2 Tage lang abgedeckt ruhen lassen, filtern und abfüllen.

Zutaten:

- *200 g Mädesüß-Blüten und Kraut, klein geschnitten (alternativ 50 g getrocknet)*
- *500 g Zucker*
- *450 ml Wasser*

Magenhonig

Ein magenstärkendes Rezept, das sozusagen als Digestif, also nach dem Essen den Magen beruhigt. Wer keinen Alkohol einnehmen möchte, bereitet sich den Magensirup ohne Alkohol mit denselben Kräutern zu, der allerdings leider auch etwas weniger wirkungsam ist. Für Kinder oder Schwangere sind beide Zubereitungen nicht geeignet! Wir verwenden hier bittere Kräuter, da die Bitterstoffe die Fettverdauung fördern, außerdem helfen die Inhaltsstoffe bei Blähungen, Übersäuerung des Magens, Gallenbeschwerden und nervösen Störungen im Magen-Darm-Bereich. Sie werden sehen: dieser Verdauungshelfer ist einzigartig! Den Gebrauch aber bitte auf 1 x täglich beschränken, da Wermut durchaus abhängig machen kann und auch nicht für den Dauergebrauch geeignet ist.

Zutaten für Magenhonig:

- *2 EL Wermut*
- *4 EL Schafgarbe [Blüten und Blättchen, ohne Stiele]*
- *3 EL Beifuß*
- *150 ml 90 Vol. % Alkohol*
- *500 g Waldhonig*

Wermut und Beifuß fein zerschneiden, zusammen mit den Schafgarbenblüten in ein weithalsiges Glas geben, den Alkohol darüber gießen. Das Glas verschließen und 4 Wochen lang dunkel ausziehen lassen. Abseihen, gut ausdrücken, und den Sud mit dem leicht angewärmten Honig vermischen, in ein Glas oder, noch besser in mehrere kleine Gläschen geben.

Zutaten für Magensirup ohne Alkohol:

- *Kräuter wie Variante 1*
- *400 ml Wasser*
- *500 g Zucker*

Die gehackten Kräuter in ein hitzebeständiges Glas füllen. Aus dem Wasser und dem Zucker einen dickflüssigen Sirup kochen. Diesen heiß über die Kräuter geben, 15 Minuten lang ziehen lassen. Nochmals erhitzen, aber nicht kochen, dann abseihen und noch heiß in kleine Fläschchen oder Gläser geben.

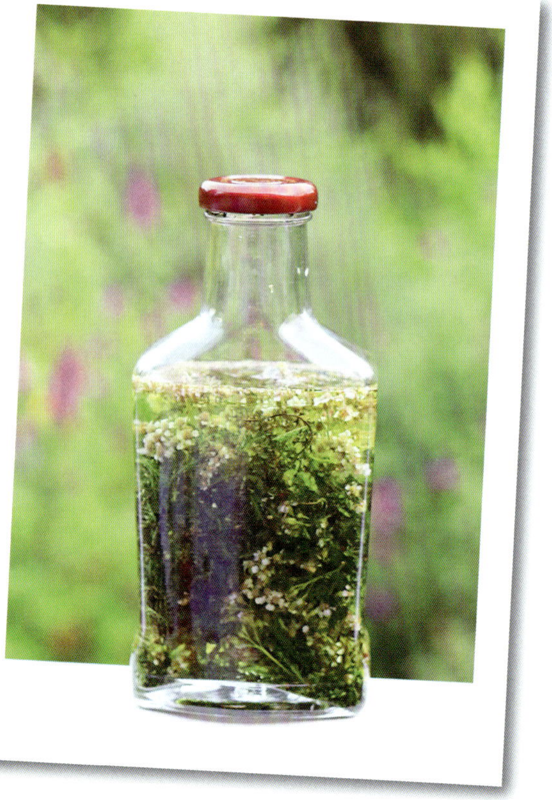

Malvensirup

Die Malve wird wie der Eibisch gegen Husten verwendet, da auch sie einen hohen Schleimgehalt hat. Besonders wirksam ist die Kombination Malve, Eibisch und Huflattich bei Reizhusten und Bronchitis. Sie soll auch bei Magen- und Darmstörungen und Hals- und Mandelentzündungen hilfreich sein. Getrocknet werden die Blüten und Blätter der Malve. Der als Malventee im Handel erhältliche Tee ist meist ein Hibiskusblütentee, der nicht die Heilwirkung der auch als Käsepappel bezeichneten Pflanze hat. Aufgrund des hohen Schleimstoffgehaltes stellen wir davon einen Kaltauszug her. Tageshöchstdosis Erwachsene und Kinder ab 12 Jahren 3-4 EL, Kinder zwischen 2 und 12 Jahren 3-4mal je 1 TL.

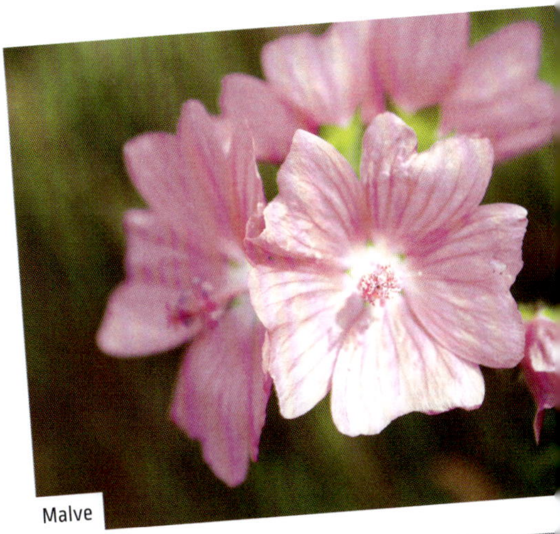

Malve

Zutaten:

- *10 g getrocknete oder*
- *2 Handvoll frische Malvenblüten und Malvenblätter*
- *200 ml Wasser*
- *500 g Wald- oder Eukalyptushonig*

Die Malvenblätter und -blüten in einem Porzellan- oder Glasgefäß mit dem Wasser begießen (dabei mit einem Kochlöffel fest in die Flüssigkeit drücken und beschweren). Über Nacht ausziehen lassen, dann abseihen. Kurz aufkochen lassen und abgekühlt auf 40 Grad mit dem Honig mischen. In Fläschchen abfüllen und kühl aufbewahren.

Maulbeersirup (nach Hildegard von Bingen)

Maulbeeren enthalten viele Mineralstoffe, Vitamine, sowie Glukose und Fruktose. Sie sind leicht verdaulich und sollen bei Leberleiden helfen. Von diesem Sirup vor dem Essen jeweils 1 EL voll einnehmen.

Zutaten:

- *6 EL Maulbeeren, getrocknet*
- *500 ml trockener Rotwein*
- *500 ml Akazienblüten- oder Waldhonig*
- *2 EL Weinessig*

Die Maulbeeren mit dem Essig im Wein etwa 5 Minuten lang kochen lassen, dann abschäumen, und absieben. Die Mischung lauwarm abkühlen lassen und mit dem Honig mischen. In Fläschchen füllen und kühl aufbewahren.

Meerrettichsirup

Dieser Sirup wirkt desinfizierend, entzündungshemmend und auswurffördernd, man verwendet ihn bei chronischem langdauerndem Husten und Bronchialkatarrh, Stirn- und Nebenhöhleninfekten sowie bei Asthma, Heiserkeit und angeblich auch bei vorzeitigem, krankhaften Ausbleiben der Monatsregel. Nur der frische Frühjahrs-Meerrettich entwickelt übrigens seine vollen Heilkräfte. Meerrettich soll nach Hildegard von Bingen nicht ständig gegessen werden, sondern nur vorübergehend.

ANWENDUNGSEMPFEHLUNG:
Tageshöchstdosis Abkochung 10 g. Man nimmt hiervon morgens und abends 1 EL voll – evtl. in Wasser verdünnt – ein, Kinder zwischen 2 und 12 Jahren die Hälfte (wenn sie ihn einnehmen, denn er ist, besonders wenn er ganz frisch zubereitet wurde, sehr scharf).
Magenempfindliche können mit Beschwerden auf Meerrettich reagieren, daher bitte mit Bedacht anwenden!

Zutaten:

- *100 g frischer Meerrettich (möglichst aus kontrolliertem Anbau)*
- *200 g brauner Zucker*

Den Meerrettich fein raspeln, eventuell im Mixer (Achtung, sehr scharf!). Mit dem Zucker vermischt in ein Glas oder einen Steinguttopf geben. Den über Nacht heraustretenden Saft abgießen und in ein kleines Gefäß geben, im Kühlschrank aufbewahren und innerhalb von 1 Woche verbrauchen.

Meerrettichhonig

Hilft gegen Husten und Schnupfen sowie bei bakteriellen Entzündungen.

Zutaten:

- *500 g Wald- oder Manukahonig*
- *200 g Bio-Meerrettich*

Den Meerrettich fein reiben oder in einem Mixer fein hacken (Achtung, sehr scharf!). Mit dem Honig gründlich vermischen und abgedeckt 24 Stunden lang an einem kühlem Ort durchziehen lassen. Leicht anwärmen (z. B. neben die Heizung stellen), bis der Honig schön flüssig ist, aber nicht über 40 Grad erhitzen! Danach durch ein Sieb (alternativ einen Nussmilchbeutel oder ein Tuch) pressen und die Flüssigkeit in kleine Gläser füllen. Im Kühlschrank lagern. Innerhalb von 4 Wochen verbrauchen.

Tipp: für „Hartgesottene“: Die gleiche Menge gerieben Meerrettichwurzel mit Honig vermischen, die Mischung esslöffelweise (3-4 EL am Tag) einnehmen!

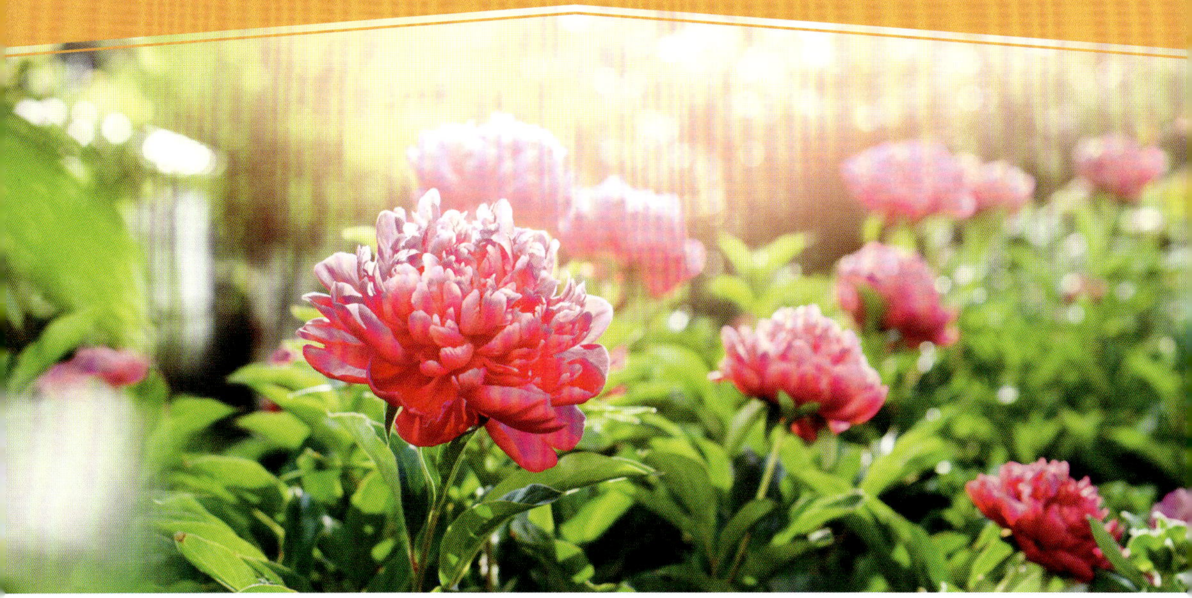

Pfingstrosensirup *[= Päoniensirup]*

Die Wurzeln der Pfingstrose wurden früher oft als Gichtmittel verwendet, sie wirken auch entkrampfend und verdauungsfördernd im Magen-Darm-Bereich. Sie enthalten ätherische Öle, Gerbsäuren, Harze und Peregrinin, ein Alkaloid. Erwachsene nehmen nach Bedarf 1 Esslöffel voll ein.

Zutaten:

- *20 g Pfingstrosenwurzel, getrocknet*
- *0,3 l Wasser*
- *10 g 70 Vol. % Weingeist*
- *250 g Zucker*

Die Wurzel klein schneiden, mit dem Wasser und dem Alkohol übergießen und 12 Stunden lang ziehen lassen. Dann abseihen, den Zucker zum Sud geben, 5 Minuten lang aufkochen, heiß abfüllen.

Queckenhonig

Die Wurzeln der Quecke haben eine blutreinigende, harn- und schweißtreibende Wirkung. Der Queckenhonig wird, ebenso wie der Queckensirup, bei Brustkatarrh, Husten und Verschleimung verwendet (2-3 EL am Tag).

Zutaten:

- *100 g Queckenwurzel, frisch oder 50 g getrocknet*
- *250 g Waldhonig*
- *0,7 l Wasser*

Die sauberen Wurzeln klein schneiden und in 500 ml Wasser etwa 45 Minuten lang köcheln, abseihen. Die Flüssigkeit abfiltern und abmessen. Auf 40 Grad abgekühlt mit dem Honig vermischen (auf 200 ml Sud 500 g Honig). Sofort in Fläschchen füllen und kühl aufbewahren.

Queckensirup

Anwendungsempfehlung siehe Queckenhonig.

Zutaten:

- *100 g Queckenwurzel*
- *250 g Zucker*
- *Wasser*

Die sauberen Wurzeln klein schneiden und in 500 ml Wasser etwa 45 Minuten lang weich kochen, abseihen. Die Flüssigkeit abmessen, ggfs. mit Wasser auf 200 ml verlängern und mit dem Zucker zu einem Sirup einkochen lassen. Abschäumen, in Fläschchen füllen und kühl aufbewahren.

Quittensirup

Hildegard von Bingen setzt Quitten gerne als Kur bei Gicht und Rheuma ein, sie sollen die Giftstoffe aus dem Körper leiten. Die Sorte ist dabei egal. Dieser Sirup schmeckt nicht nur gut, er soll auch verdünnt mit lauwarmem Wasser bei Halsschmerzen helfen (gurgeln!). Da die Quitte eine adstringierende Wirkung hat, sind der Saft und der Sirup auch zur Förderung der Verdauung verwendbar. Beim Einkochen auf eine eventuelle Gelierung achten, dann mit Wasser verlängern oder ein Antigeliermittel verwenden.

Zutaten:

- *3 kg Quitten*
- *1,5 l Wasser*
- *1 kg Zucker*

Die Quitten waschen und mit einem Tuch abreiben. Mit der Schale in Stücke schneiden (wenn ungespritzte Ware verwendet wird, sonst schälen), den Blütenansatz, Kernhaus und Stiel wegschneiden. Mit dem Wasser und dem Zucker aufsetzen und langsam zum Kochen bringen. Danach 1 Stunde lang offen köcheln lassen. Durch ein feuchtes Tuch oder feines Sieb abschütten. Den Saft nochmals bis zum Siedepunkt erhitzen, abschäumen, noch heiß in die Flaschen abfüllen und kühl lagern.

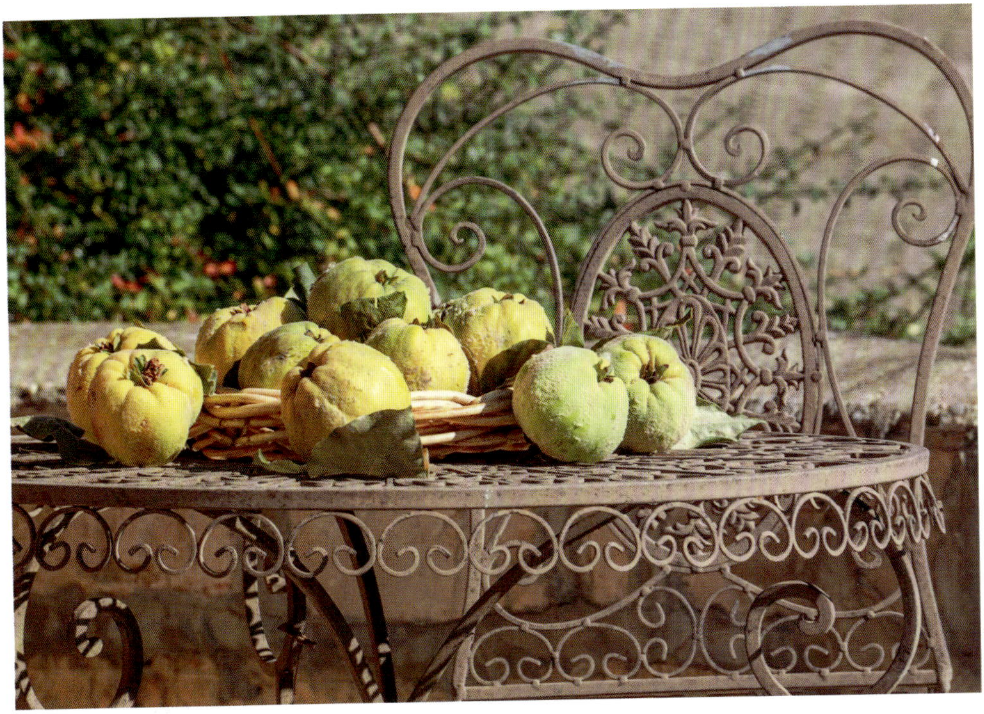

Römischer Quittensirup

Ein Rezept nach dem römischen Arzt Galen, dies soll besonders schwächlichen und kränkelnden Personen helfen. Empfehlenswert sind täglich 2 Schnapsgläschen davon einzunehmen. Nach 2 Monaten 1 Monat Pause einlegen, bei Bedarf wiederholen.

Zutaten:

- *2 kg Quitten*
- *flüssiger Honig (Waldhonig, Lindenblütenhonig)*

Die gewaschenen und abgeriebenen Quitten in Scheiben schneiden und in einen Steinguttopf füllen. Mit dem Honig auffüllen und mit Weidenzweigen (heute würde man sicher Pergamentpapier verwenden) abdecken. An einem kühlen Ort ruhen lassen bis sich die Flüssigkeit absetzt. Schaum abschöpfen, alles leicht erwärmt durchsieben. In Flaschen abfüllen, kühl aufbewahren.

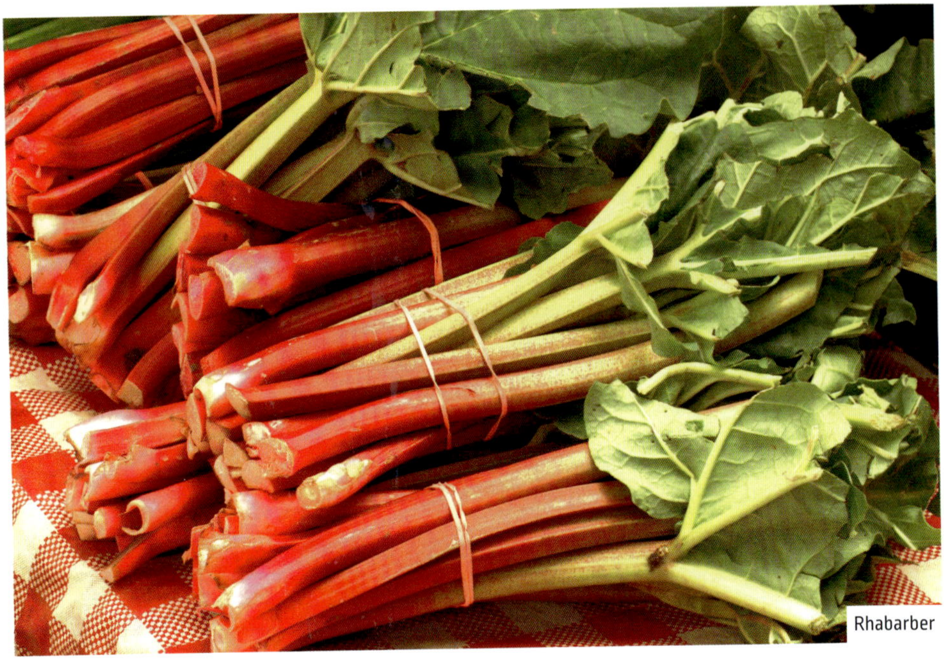

Rhabarber

Rhabarbersirup *(= Sirupus Rhei)*

Mehrmals am Tag 1 Teelöffel voll eingenommen wirkt er abführend und appetitanregend. Schwangere und auch Kleinkinder sollten ihn nicht zu sich nehmen. Das im Rhabarber enthaltene Rhabarberin ist ein wirksamer ätherischer Bestandteil, das anregend wirkt auf die Verdauungsorgane und lymphatische Blutgefäßnerven. In kleinen Mengen wirkt Rhabarber also magenstärkend, in größeren abführend, wobei er nicht als dauerndes Abführmittel verwendet werden darf sondern nur bei einer einmaligen Darmentleerung, da sonst die Wirkung versagt und es zu Verstopfung kommen kann. Tageshöchstdosis Gartenrhabarber 4 TL.

Zutaten:

- *300 g Rhabarberstangen, in Stücken (noch besser wäre Medizinrhabarber)*
- *0,5 l Wasser*
- *400 ml Zimtwasser (Zimtstange 1 Woche lang in ein Wasser-70 Vol. % Weingeist-Gemisch 1:1 einlegen)*
- *0,8 kg Zucker*

Die Rhabarberstücke im Wasser bei niedriger Temperatur weich kochen. Durch ein feines Sieb passieren bis man eine klare Flüssigkeit erhält. Den Zucker zugeben und zu einem Sirup einkochen auf kleiner Stufe. Zum Schluss das Zimtwasser einrühren und abfüllen.

Ringelblumenhonig

Ringelblumen sind ein wirksames Lebermittel und sollen sogar gegen Gelbsucht und Hepatitis wirken. Sie reinigen das Blut, regen Immunsystem und Verdauung an, bekämpfen Viren und Pilze, stärken das Lymphsystem und steigern die Abwehrkräfte.

ANWENDUNGSEMPFEHLUNG:
Dieser Kräuterhonig ist nicht nur innerlich, sondern auch äußerlich zu gebrauchen. Äußerlich verwenden wir ihn zur schnelleren Wundheilung von (kleineren) Blessuren und zur Narbennachbehandlung. Auch bei Halsschmerzen kann ein Wickel damit bereitet werden. Innerlich soll er vor allem Kindern zur Stärkung des Immunsystems helfen bei ansteckenden Krankheiten wie zum Beispiel Windpocken oder einer Grippe (ersetzt aber nicht den Arztbesuch!). Sie nehmen 3mal täglich 1 TL pur oder in warmem Tee. Verwendung für Erwachsene (doppelte Menge) und Kinder ab 18 Monate.

Zutaten:

- *Mehrere Handvoll frischer Ringelblumenköpfchen*
- *Ca. 800 g Blütenhonig*
- *1 Topf aus Keramik oder Steingut (ca. 1 l Fassungsvermögen)*

Die sauberen Ringelblumen werden behutsam in den Topf geschichtet. Den Honig auf 40 Grad erwärmen und über die Blüten gießen, bis sie vollständig davon bedeckt sind. Den Topf nun 2 Monate an einem warmen Platz ruhen lassen, danach abfiltern.

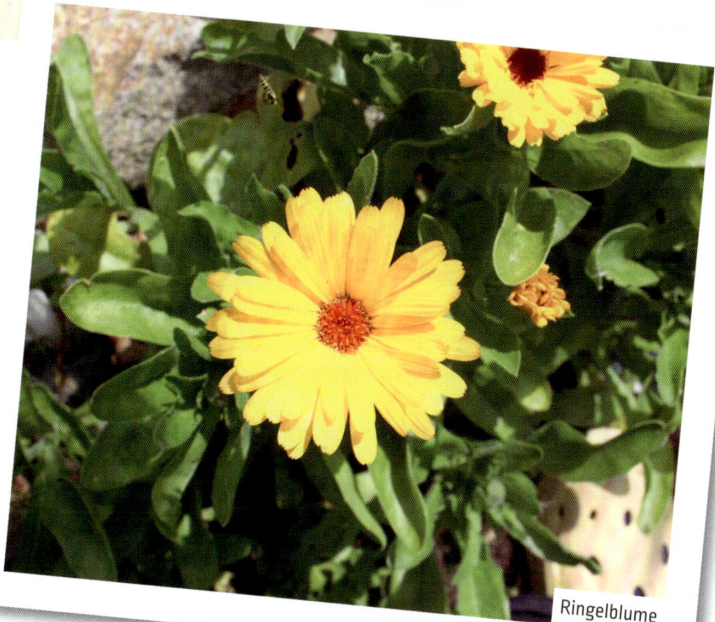

Ringelblume

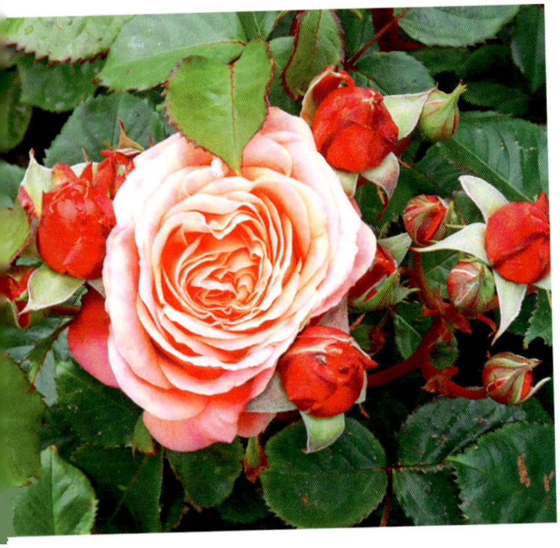

Rosenhonig

Die Blätter der Gartenrose werden hier verwendet, der Rosenhonig soll Kindern (ab 10 Jahren) bei Durchfall helfen (verdünnt 1 TL Rosenhonig auf 9 TL Wasser) und zu Auswaschungen bzw. Spülungen bei Mundsoor.

Die frisch gepflückten Rosenblätter etwas zerschneiden, mit dem Weingeist übergießen und 36 Stunden lang offen (damit ein Teil des Alkohols verdunsten kann) ruhen lassen. Den Auszug dann abpressen und mit dem Honig vermischen. Abfüllen und kühl und dunkel aufbewahren.

Zutaten:

- *10 g Rosenblätter*
- *50 g Weingeist, 60 Vol. % (Apotheke)*
- *90 g Honig*

Spitzwegerichsirup

Spitzwegerich ist problemlos zu Sammeln, nur beim Trocknen für den Vorrat ist Vorsicht geboten, es dürfen sich dabei keine dunklen Flecken auf den Blättern bilden, sonst sofort aussortieren! Sammeln Sie bitte nur an sonnigen Tagen, wenn die Staubgefäße gerade so aus den Blüten „herausspitzen". Spitzwegerich wirkt bakterien- und keimhemmend, enthält leicht antibiotische Substanzen und ist schleimlösend bei festsitzendem Husten und Erkältung. 3-4 x täglich 1 EL (Erwachsene und Kinder ab 12 Jahren) bzw. 1 TL (kleinere Kinder ab 1 Jahr) pur oder in Tee einnehmen, nicht für den Dauergebrauch als Getränk geeignet.

Zutaten für Spitzwegerich-Honig:

- *100 g Spitzwegerichblätter, frisch*
- *200 ml Wasser*
- *300 g Honig (am besten Wald-, oder Tannenhonig)*

Die gewaschenen Blätter mit dem Wasser in einem Mixer klein hacken. Bei niedriger Hitze 10 Minuten lang köcheln. Abseihen, etwas abkühlen lassen und dann (bei etwa 40 Grad) mit dem Honig verrühren, in Flaschen füllen.

Zutaten für Spitzwegerich-Erdsirup:

- *100-150 g Spitzwegerichblätter*
- *Ca. 500 g Rohzucker*
- *Pergamentpapier*
- *1 großes Vorratsglas*

Die gewaschenen Blätter abwechselnd mit dem Zucker in das Glas schichten bis es voll ist (erste und letzte Schicht ist Zucker). Dann 1 Tag lang ruhen lassen bis die Mischung sich gesetzt hat und nachfüllen. Das Glas nun mit Pergamentpapier in 5 Schichten zudecken, mit einem Gummiband verschließen. Im Garten ein Loch graben und das Glas hineinstellen, darauf achten dass es noch gut herausschaut, damit man es mit einem Brett beschweren kann (am besten noch einen Stein oben darauf legen). Das Ganze mehrere Monate lang fermentieren lassen. Vor Einbruch der Nachtfröste das Glas wieder herausnehmen und den Sirup abfiltern. Abfüllen oder kurz aufkochen lassen und heiß abfüllen.

Zutaten für Spitzwegerichsirup:

- *500 g Spitzwegerichblätter, frisch oder 150 g getrocknet*
- *500 g brauner Kandiszucker*
- *1500 g Zucker*
- *2 l Wasser*
- *1 Bio-Zitrone*
- *1 Bio-Orange*
- *1 Vanilleschote*

Die Blätter gut mit kaltem Wasser waschen und grob hacken. Mit der aufgeschlitzten Vanilleschote und den in Scheiben geschnittenen Zitrusfrüchten, dem Wasser und Kandiszucker in einen Topf geben. Einmal aufkochen lassen, danach auf kleiner Flamme 30 Minuten lang ziehen lassen. Durch ein feuchtes Tuch filtern, den Spitzwegerich fest auspressen. Zucker zugeben und bei milder Hitze 10 Minuten zu einem Sirup einkochen. Abschäumen und noch heiß in die Flaschen füllen, dann kühl und dunkel lagern.

Zutaten für Spitzwegerich-Kräutersirup:

- *10 g Spitzwegerichtee (getrocknet)*
- *10 g Thymiantee (getrocknet)*
- *10 g Ingwer, frisch*
- *260 ml Wasser*
- *250 g Rohrohrzucker*
- *3 EL Honig*

Alle Kräuter sowie den kleingehackte Ingwer mit dem kochenden Wasser übergießen und 30 Minuten lang ziehen lassen. Abfiltern, mit dem Zucker in einem Topf unter Rühren zum Kochen bringen, bis der Zucker gelöst ist. Leicht abkühlen lassen, den Honig zugeben, dann abfüllen.

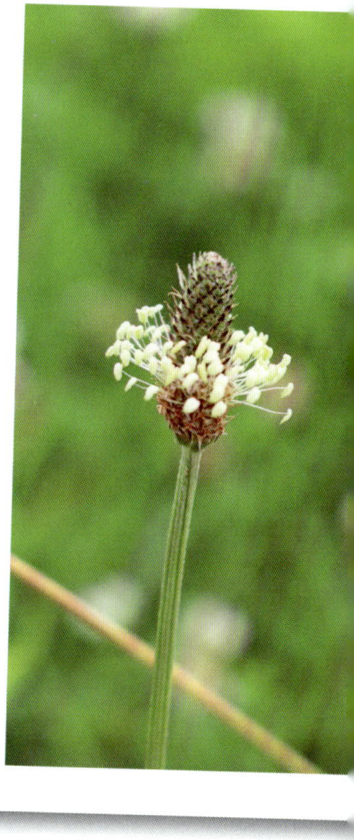

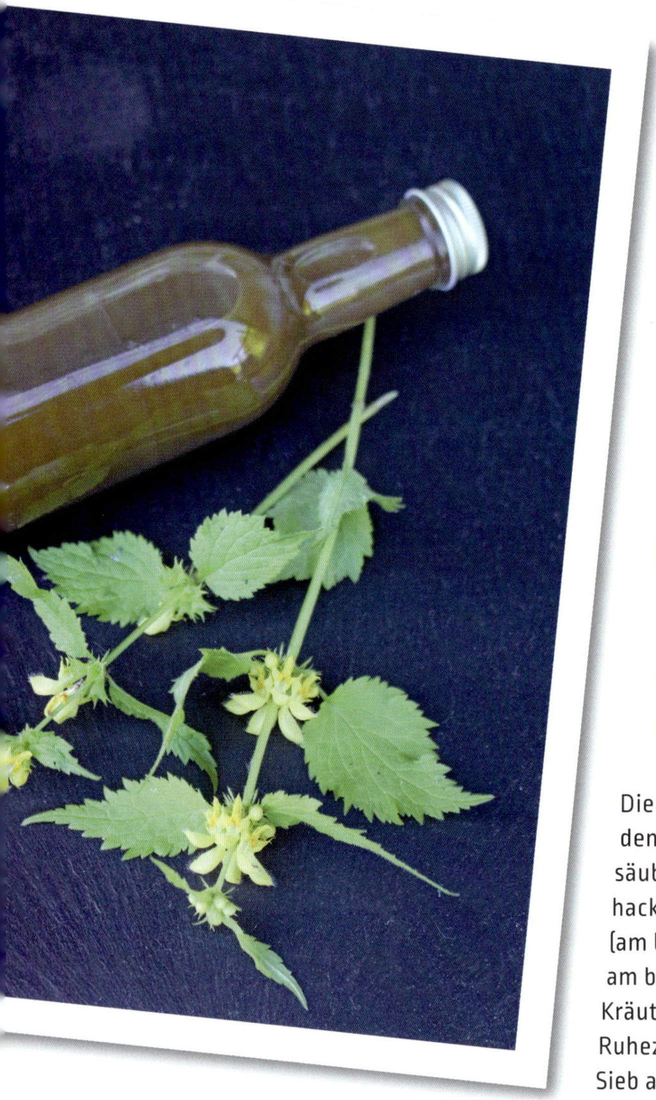

Taubnesselsirup

Die Taubnessel ist hilfreich bei Nieren- und Blasenschwäche, wirkt schmerzlindernd und hilft bei Unterleibskrämpfen, Reizhusten und Verschleimung. 1 EL dieses Sirups vor dem Schlafengehen beruhigt und lässt Sie besser schlafen. Beim Trocknen ist zu beachten, dass die Pflanze öfters gewendet wird und der Trocknungsvorgang vor allem der Stängel länger dauert. Am wirkungsvollsten sollen die weiß- und die gelbblühende Taubnessel sein.

Zutaten:

- *1 Handvoll frisches Taubnesselkraut und/oder Blüten (ohne Stiele)*
- *250 g Blütenhonig*
- *1 Schraubglas*

Die festen Stiele der Taubnessel abschneiden, verwenden Sie die obersten 15 cm der Pflanze. Die Taubnessel säubern, feste Pflanzenteile entfernen und möglichst fein hacken. Mit dem Honig mischen und in ein weithalsiges (am besten dunkles) Gefäß geben. Bei Bedarf einnehmen, am besten mit den Kräutern (gut durchkauen). Wer die Kräuter entfernen will, wärmt den Honig nach 3 Wochen Ruhezeit auf maximal 40 Grad an und filtert ihn durch ein Sieb ab. Innerhalb von 6 Monaten verbrauchen.

Thymian-Hustensirup

Durch seine schleimlösenden und auswurffördernden Eigenschaften ist Thymian wohl das beliebteste Hustenmittel bei Bronchitis, Keuchhusten und chronischem Husten. Er wirkt entkrampfend, antiseptisch, antiviral und sogar beruhigend auf die Nerven. Der Sirup kann auch bei Völlegefühl, Blähungen und Magenschleimhautentzündung helfen. 3 x täglich 1 EL (Erwachsene und Kinder ab 12 Jahren) bzw. 1 TL (kleinere Kinder ab 1 Jahr) pur oder in Tee einnehmen

Achtung: Thymian soll auf keinen Fall bei Schilddrüsenerkrankungen verwendet werden!

Zutaten für Thymian-Schichtsirup:

- *100 g Thymianblüten und -Stängel, frisch*
- *etwa 200 g Rohrohrzucker*
- *80 ml Wasser*

Das ganze Thymiankraut hacken und schichtweise mit dem Rohrzucker mit angefeuchteten Händen (damit die Mischung nicht zu trocken ist) in ein Glasgefäß geben. Alles nun 3-4 Monate an einem dunklen und kühlen Ort zugedeckt ruhen lassen. Mit dem Wasser aufkochen lassen, abseihen und heiß in kleine Flaschen füllen.

Zutaten für Thymianhonig:

- *30 g Thymiankraut, getrocknet*
- *100 ml Wasser*
- *500 g Wald- oder Thymianhonig*

Thymiantee im Wasser aufkochen, 30 Minuten lang ziehen lassen, abseihen und noch warm (40 Grad) mit dem Honig vermischen. In Fläschchen füllen und kühl lagern, bald verbrauchen.

Zutaten für Thymian-Anis-Sirup:

- *15 g Thymiantee (getrocknet)*
- *10 g Anis*
- *250 ml Wasser*
- *150 g Kandiszucker*

Anis im Mörser zerstoßen. Mit dem Thymian in einen Topf geben. Wasser zufügen, zum Kochen bringen. Vom Herd nehmen und 20 Minuten lang ziehen lassen.
Abfiltern, Kräuter gut auspressen. Sud und Kandiszucker in einem Topf unter Rühren zum Kochen bringen, bis der Zucker gelöst ist. Heiß abfüllen.

Veilchensirup

Für den Veilchensirup benötigt man die Blätter und Blüten des einfachen wohlriechenden Veilchens (flores violarum, viola odorata), die man pflückt ehe sie zu sehr aufgeblüht aber auch noch nicht verwelkt sind. Veilchensirup wurde bereits im Mittelalter verwendet, er lindert Schlaflosigkeit und Husten (schleimlösend), Bronchitis und soll das Herz stärken. Erwachsene und Kinder ab 12 Jahren nehmen 2 EL täglich, Kinder von 6 bis 12 Jahren 2 TL täglich ein.

Achtung: Durch die Zugabe der Säure kann sich die Farbe des Sirups verändern

Zutaten für Veilchen-Zitronen-Sirup:

- *100 g frisch gepflückte Veilchen*
- *1 Zitrone (unbehandelt)*
- *1 kg Zucker*
- *1 l Wasser*
- *kleine Flaschen*

Die frischen Veilchen in eine Glas- oder Porzellanschüssel geben. Die Schale der Zitrone abreiben und dazuschütten. Das Wasser aufkochen und soviel über die Veilchen gießen, dass sie gerade bedeckt werden. Abdecken und über Nacht ruhen lassen an einem kühlen Ort. Dann den Saft abpressen und filtern. Mit der gleichen Menge Zucker und dem Saft der Zitrone mischen. Auf schwacher Hitze in einem Topf kurz zum Kochen bringen, so dass sich der Zucker auflöst. Den fertigen Sirup noch heiß in die vorgespülten Flaschen füllen, verschließen und kühl und dunkel lagern.

Zutaten für Veilchenblüten-Sirup:

- *150 g frische Veilchenblüten*
- *500 ml kochendes Wasser*
- *600 ml Quell,- oder stilles Mineralwasser*
- *500 g Zucker*

Die Veilchenblüten mit dem kochenden Wasser überbrühen, behutsam ausdrücken (um die Schleim- und Gärungsstoffe zu entfernen), dann das Wasser wegschütten. Die Blüten in einen Steintopf geben, mit dem frischen Quellwasser auffüllen. Nun 24 Stunden bei Zimmertemperatur stehen lassen. Danach durch ein feuchtes Tuch drücken. Den Saft einige Stunden lang setzen lassen und den violetten Teil vorsichtig umgießen, einen eventuell vorhandenen grünlichen Anteil wegschütten. Den so erhaltenen Saft abmessen und bei wenig Temperatur mit dem Zucker (10 Prozent mehr Zucker als Saft) zum Kochen bringen. Noch heiß in Flaschen füllen.

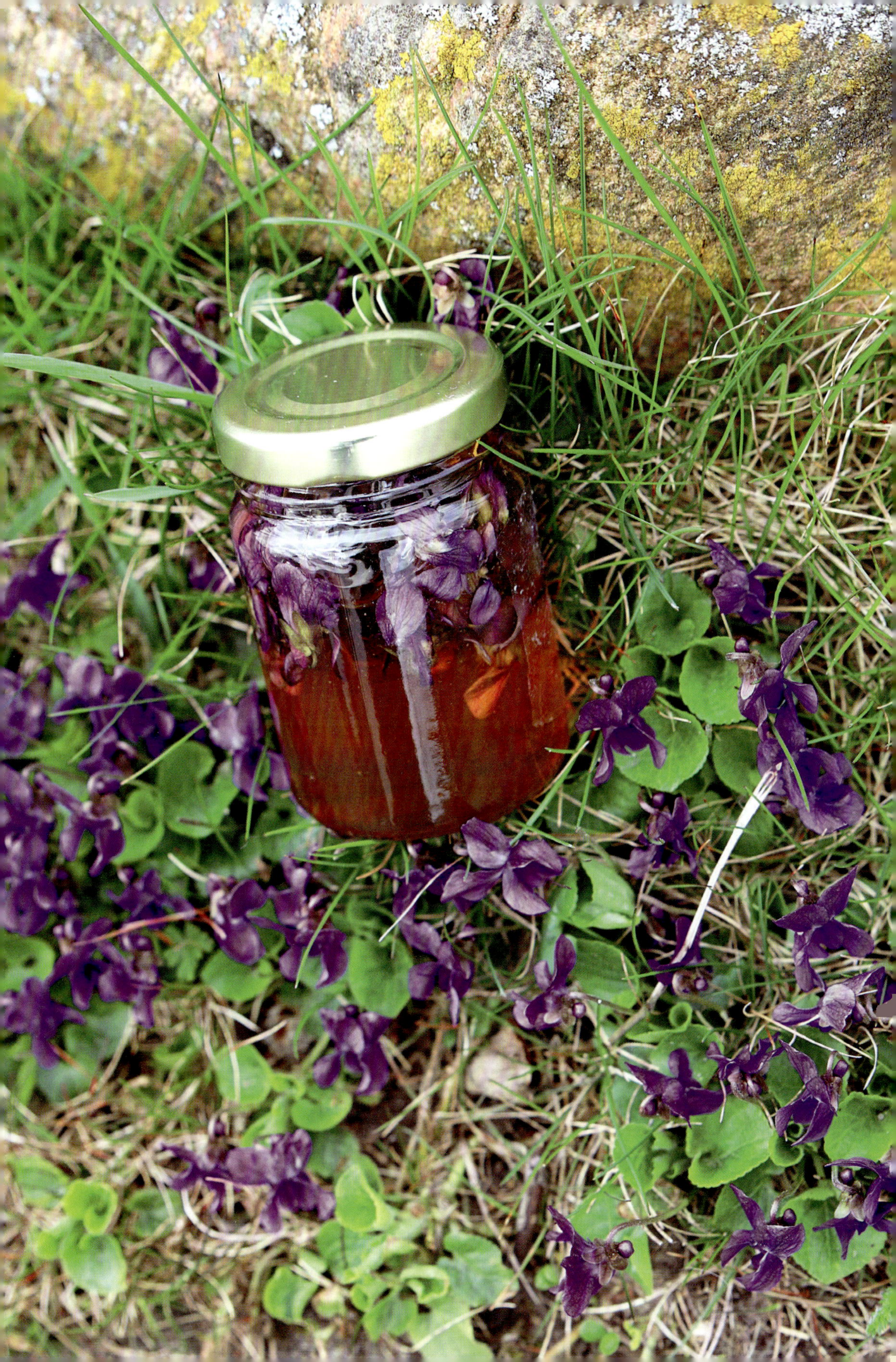

Wacholderbeer-Honig

Wacholder ist eine der ältesten Gewürz- und Heilpflanzen. Die Ernte der Beeren im Herbst ist eine mühselige Arbeit, denn die kleinen Stacheln der Wacholderzweige haben es in sich! Sie können Wacholderbeeren auch aus der Apotheke besorgen (wenn möglich, nicht die aus dem Gewürzregal des Supermarktes nehmen, in der Apotheke erhältliche Kräuter enthalten einen höheren Anteil an ätherischen Ölen und sind kontrolliert!).

ANWENDUNGSEMPFEHLUNG:
Vor dem Essen einnehmen, vor allem bei Erkrankungen und bakteriellen Entzündungen der Atemwege und Lungentuberkulose. Kinder über 3 Jahren erhalten 2mal täglich 1 Stunde vor dem Essen 1 TL, Erwachsene 2 TL. Kann auch als stoffwechselanregende Frühjahrs-Kur für Erwachsene durchgeführt werden (dann 4 Wochen lang morgens und abends je 1 EL vor den Mahlzeiten).

ACHTUNG: ersetzt natürlich bei schweren Atemwegserkrankungen oder TBC nicht den Arztbesuch! Schwangere und Nierenleidende sollten auf Wacholderbeeren verzichten, zumindest aber Rücksprache mit ihrem Arzt halten.

Zutaten:

- *150 g Wacholderbeeren, frisch oder 50 g getrocknet*
- *0,4 l Wasser*
- *400 g Waldhonig*

Die Wacholderbeeren im Mörser anquetschen und in ein 1 L Gefäß schütten. Das Wasser zum Kochen bringen und sofort über die Beeren gießen. Über Nacht abgedeckt stehen lassen. Danach zum Kochen bringen und leicht simmernd weich kochen. Durch ein feines Sieb oder ein Tuch passieren, auf 40 Grad abkühlen lassen. Den Honig bei etwa 40 Grad einrühren und in Flaschen abfüllen. Innerhalb von 2 Monaten aufbrauchen, im Kühlschrank lagern.

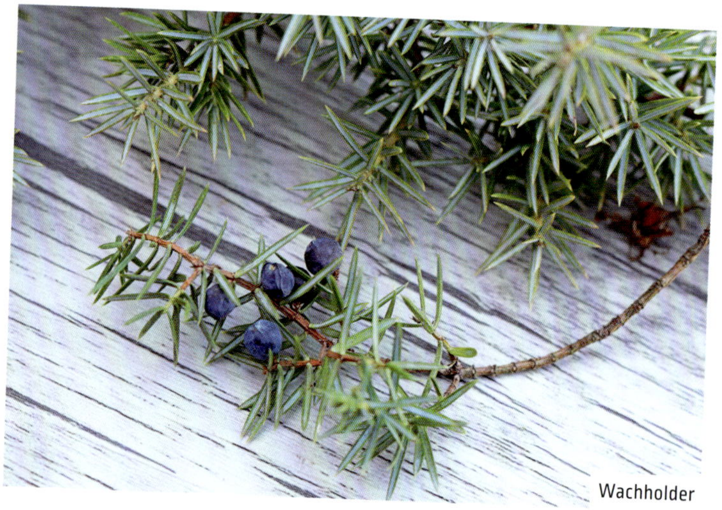

Wachholder

Ysop-Honig

Hilft wunderbar bei Erkältungskrankheiten (Husten und Katarrhe, zum Gurgeln bei Halsentzündung, seltener bei Blähungen), sofort bei den ersten Anzeichen 3mal täglich 1 EL im Mund zergehen lassen. Erwähnung findet der Ysop bereits in der Bibel und ist als Heil- und Gewürzpflanze seit der Antike bekannt. Das Ysopelixier soll bei Leber- und Lungenleiden helfen, bei leichterer Erkrankung jeden 4. Tag einnehmen, bei schwerer jeden Tag: morgens nach dem Frühstück und vor dem Schlafengehen jeweils ein Likörglas voll (Erkrankungen dieser Art gehören sowieso in ärztliche Hände, aber mit Rücksprache kann diese Elixier auch behandlungsbegleitend gegeben werden!).
Vom Ysophonig nehmen Erwachsene und Kinder ab 12 Jahren 3-4mal täglich 2 TL, Kinder von 3 bis 12 Jahren die Hälfte.

Zutaten für Ysophonig:

- *3 getrocknete Feigen*
- *1 EL Anissamen*
- *1 EL Fenchel (Samen)*
- *1 EL Ysop*
- *1 EL Rosinen*
- *900 ml Wasser*
- *500 g Honig*

Alle Zutaten in einen Kochtopf geben, zum Kochen bringen und auf die Hälfte reduzieren lassen. Dann durchpassieren, auf 40 Grad abkühlen lassen und den Honig einrühren, bis er sich aufgelöst hat. Abfüllen in kleine Gläschen und im Kühlschrank aufbewahren. Bald verbrauchen.

Zutaten für Ysopelixier nach Hildegard von Bingen:

- *3 EL Ysop*
- *1 EL Süßholz*
- *2 EL Zimtrinde*
- *7 EL Fenchel (Samen und Kraut)*
- *900 ml Wasser*
- *500 g Honig*

Die Gewürze alle zusammen mit dem Wasser 30 Minuten lang. Mit dem abgeschäumten Honig vermischen und in einen Steinguttopf geben. In der Erde vergraben, je nach Jahreszeit (im Winter 9 Tage und Nächte lang, im Sommer 5 Tage und Nächte lang) lässt man es dort ruhen, damit die „Erdsäfte“ die Kräuter noch heilsamer machen. Dann wird das Ganze durch ein Tuch abgeseiht (evtl. vorher erwärmen, wenn der Sirup zu dickflüssig ist), abgefüllt und kann dann wie oben angegeben eingenommen werden.

Zwiebelhonig

Hilft bei erkältungsbedingten Kopfschmerzen mit Schnupfen, Nebenhöhlenkatarrhen und wirkt bakterienabtötend und schleimlösend. Magenempfindliche sollen Zwiebeln sollen nur gekocht oder gedünstet essen, dann sind sie sehr gesund.
Die Zwiebel enthält antibakterielle, cholesterin- und lipidsenkende und schleimlösende Inhaltsstoffe. Jeder, der hohen Blutdruck, ungünstige Cholesterin- und Blutfettwerte hat, sollte daher viele Zwiebeln zu sich nehmen (aber nicht bei vorliegender Magenerkrankung).

ANWENDUNGSEMPFEHLUNG:
Erwachsene nehmen bei akuter Erkältung stündlich 1 EL am besten pur ein, Kinder von 2-10 Jahren 1 TL.

Zutaten:

- *2 mittelgroße Zwiebeln (bio), weiß oder rot*
- *5 EL Waldhonig*

Die Zwiebel klein schneiden oder reiben und mit dem Honig verrühren. Mindestens 2 Stunden lang ziehen lassen, dann durchpassieren und Sud auffangen. Im Kühlschrank aufbewahren, innerhalb von 3 Tagen verbrauchen.

Zwiebelsirup

Hilft gegen Husten, auch für Kinder ab 3 Jahren geeignet. Bitte im Kühlschrank aufbewahren.

ANWENDUNGSEMPFEHLUNG:
Erwachsene nehmen 4 x tägl. 2 EL, Kinder ab 3 Jahren 4 x 1 TL, Kleinkinder ab 18 Monaten 4 x 1/2 TL ein. Nicht gebrauchte Reste nach 3 Tagen entsorgen.

Zutaten:

- *2 große Zwiebeln (bio)*
- *200 g brauner Kandiszucker*
- *3 TL Thymiankrauttee*
- *1 TL Salbei (getrocknet) oder 1 EL frische Salbeiblätter*
- *300 ml Wasser*

Die Zwiebeln fein hacken, dann alles zusammen 20 Minuten unter Rühren zu einem Sirup einkochen. Abseihen und noch heiß in kleine, möglichst dunkel gefärbte Fläschchen füllen. Im Kühlschrank aufbewahren.

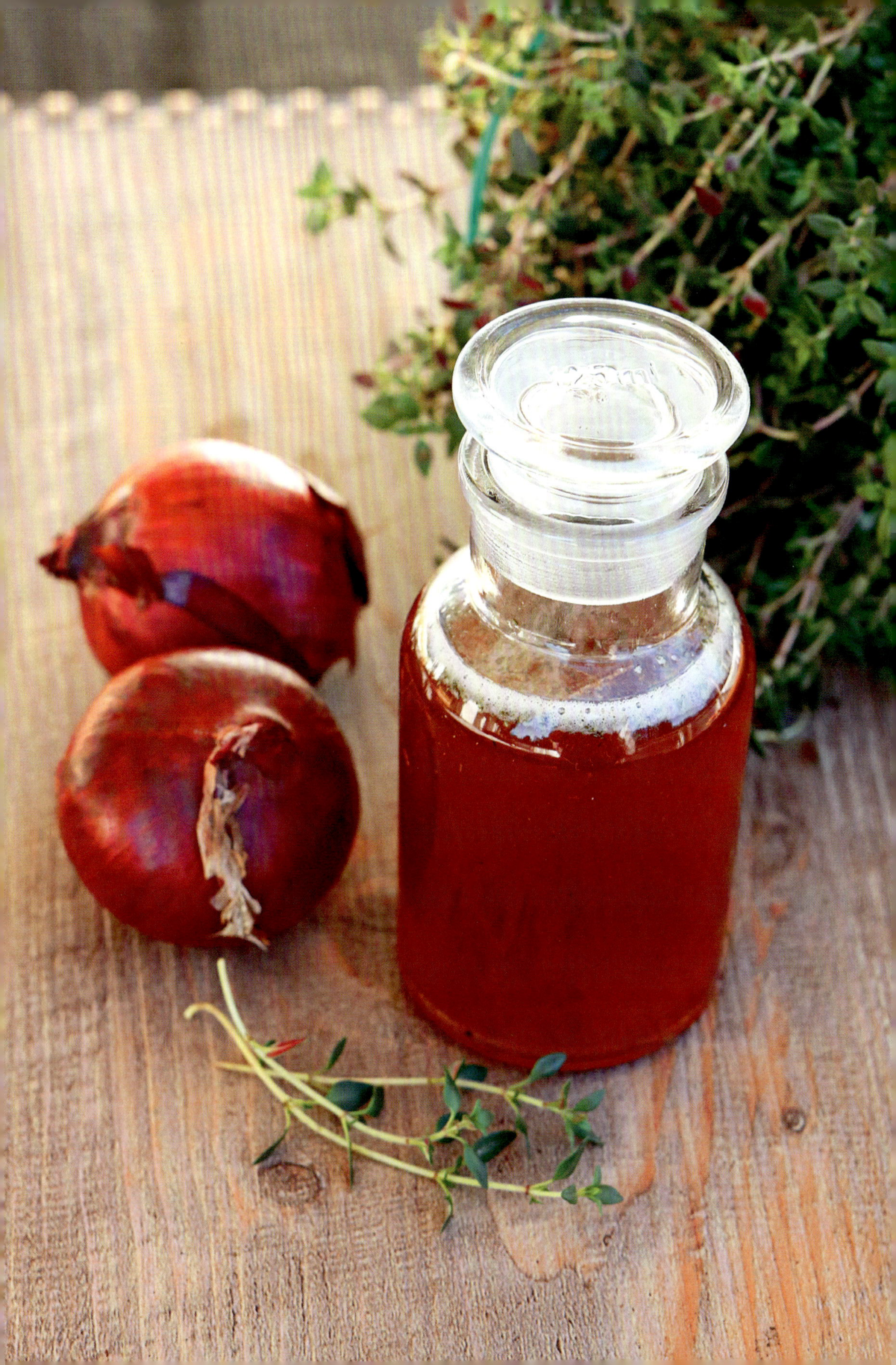

SPEZIELLE REZEPTSCHÄTZE

Diese eigens entwickelten Rezepte haben sich besonders gut bewährt. Es sind Mischungen verschiedener Kräuter und Gewürze, von denen dann ein Extrakt hergestellt wird. Dieser wird dann mit Zucker oder Honig gesüßt.

Bitte beachten Sie, dass eine länger andauernde Einnahme immer wieder von meist ebenso langen Pausezeiten abgewechselt werden soll, um eine Gewöhnung und damit verbundene Nebenwirkungen zu vermeiden.

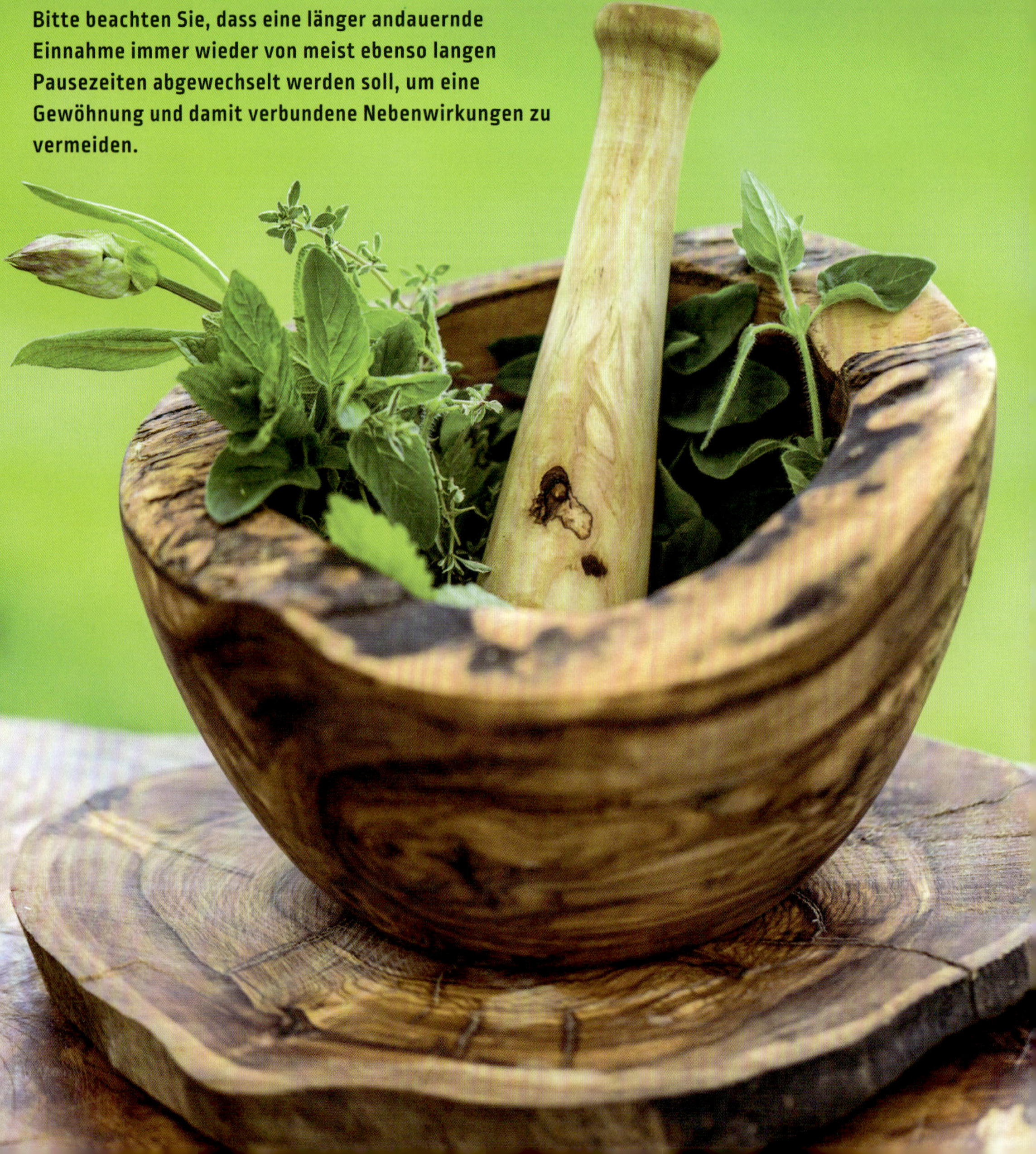

Sonntags-Sirup

Dieser spezielle, wohlschmeckende Sirup soll den Sonn- oder Feiertag versüßen und schmeckt genauso gut über Desserts wie in einem Kräutertee oder mit Mineralwasser aufgespritzt.

Zutaten:

- *30 g Tulsikraut*
- *30 g Thymian, getrocknet*
- *1 Vanillestange*
- *1 Zimtstange*
- *250 ml Wasser*
- *375 g Zucker*

Die Vanillestange einritzen, das Mark auskratzen und zusammen mit der Stange und dem Zimt in dem Wasser 5 Minuten lang leicht kochen lassen. Nun mit dem Wasser zu einem Sirup kochen. Noch kochend über die Kräuter schütten, 8 Minuten lang ziehen lassen. Danach abseihen und in Fläschchen füllen.

Hallo-Wach-Sirup

Statt zu einer oder zwei Tassen Kaffee zu greifen, versuchen Sie doch auch einmal diesen leckeren Kräutersirup – aber bitte nicht abends und nicht für Kinder! In Wasser, Orangensaft oder Milch auflösen. Nicht mehr als 2 EL am Tag einnehmen.

Zutaten:

- *2 EL Rosenblüten, getrocknet*
- *4 EL Matetee, grün*
- *30 g Ingwer, frisch*
- *300 ml Wasser*
- *300 g Zucker*

Ingwer schälen und grob hacken. Mit dem Wasser in einem kleinen Topf zum Kochen bringen und 5 Minuten lang sanft köcheln. Zucker einrühren und auflösen. Rosenblüten und Mate zugeben, vom Herd nehmen und nach 10 Minuten durchfiltern (wer einen empfindlichen Magen hat, bereits nach 5 Minuten).

Gute-Nacht-Sirup

Nehmen Sie 1-2 EL von diesem Sirup am besten in warmem Rotwein, Wasser oder auch pur vor dem Schlafengehen ein (nachher Zähneputzen nicht vergessen!). Sie werden wie ein Murmeltier schlafen... (nur für Erwachsene).

Zutaten (für ca. 375ml Sirup):

- *1,5 EL Baldrianwurzel*
- *1 EL Lavendelblüten, getrocknet*
- *1 EL Melisse, getrocknet*
- *1 TL Pfefferminze, getrocknet*
- *1 EL Hopfenblüten, getrocknet*
- *1 EL Thymian, getrocknet*
- *250 ml Wasser*
- *375 g Zucker*

Aus dem Wasser und dem Zucker einen Sirup kochen. Noch heiß über die vermischten Kräuter geben und 2 Stunden lang Minuten lang ziehen lassen. Filtern und in ausgespülte Fläschchen füllen.

Candlelight-Sirup

Für einen romantischen Abend zu zweit nehmen Sie beide 1 bis 2 EL in einem kleinen Gläschen Rotwein...

Zutaten (für ca. 400-450ml Sirup):

- *1 Tasse Sabalfrüchte, getrocknet*
- *1 Tasse Damianakraut, getrocknet*
- *1 Zimtstange*
- *300 ml Wasser*
- *400 g Zucker*

Die Früchte im Wasser über Nacht einweichen lassen. Mit den Früchten und der in Stücke gebrochenen Zimtstange Wasser 10 Minuten lang sprudelnd kochen lassen. Über die Damianablätter schütten, das Ganze 1 Stunde lang ziehen lassen. Abseihen und das Frucht-Zimtwasser mit dem Zucker bei möglichst niedriger Hitze zu einem Sirup einkochen und abfüllen.

Sorgenfrei-Sirup

Leider kennt das heute so gut wie jeder: unsere Probleme und Sorgen bedrücken und, lassen uns nicht zur Ruhe kommen. Leider kann ich Ihnen dafür kein Geheimrezept bieten, aber mit unserem Sorgenfrei-Sirup fällt es Ihnen – hoffentlich – leichter, sich zu entspannen und dann vielleicht auch eine Lösung zu finden...

Zutaten:

- *30 g Thymian, getrocknet*
- *30 g Johanniskraut, getrocknet*
- *1 Vanilleschote*
- *200 ml Wasser*
- *250 g Zucker*

Die Vanilleschote einritzen, auskratzen und das Mark mit der Schote zusammen in das Wasser geben. 10 Minuten lang leicht kochen lassen, mit Zucker zu einem Sirup kochen. Über die Kräuter geben und über Nacht ziehen lassen. Abseihen, nochmals bis zum Siedepunkt erhitzen oder sterilisieren und in Fläschchen geben.

Fürchte-Dich-nicht-Honig

Dieser Honig kann bei der Überwindung (unspezifischer) Angstzustände helfen. Nehmen Sie morgens bevor Sie das Haus verlassen und abends vor dem Schlafengehen einen TL voll und lassen Sie ihn langsam im Mund zergehen. Ist nicht zur Dauereinnahme gedacht, bitte machen Sie nach 7 Einnahmetagen eine ebensolange Pause!

Zutaten:

- *15 g Baldrianwurzel*
- *20 g Eisenkraut, getrocknet*
- *20 g Ysop, getrocknet*
- *15 g Kamillenblüten, getrocknet*
- *400 ml Wasser*
- *400 g Wildblütenhonig*

Baldrian mit dem Wasser 15 Minuten lang kochen lassen, Restliche Kräuter zugeben und nochmals aufkochen, bei ausgeschaltetem Herd 15 Minuten lang ziehen lassen, dann durch ein Tuch filtern, Kräuter fest auspressen. Handwarm abkühlen lassen, Honig in den Sud einrühren und abfüllen.

Bauchweh-Sirup

Hilft bei Beschwerden des Magen- und Darmbereiches wie Krämpfen, Blähungen, Magendrücken und Übelkeit. Mehrmals täglich 1 EL in Kamillen- oder Melissentee schluckweise trinken.

Zutaten:

- *15 g Anis*
- *15 g Bitterer Fenchel*
- *15 g Kümmel*
- *15 g Kamille, getrocknet*
- *15 g Pfefferminze, getrocknet*
- *25 g Thymian, getrocknet*
- *250 ml Wasser*
- *375 g Zucker*

Aus dem Wasser und dem Zucker einen Sirup kochen. Noch kochend heiß über die vermischten Kräuter geben und 12 Stunden lang ruhen lassen. Abseihen und in Flaschen füllen.

Blasen-Nieren-Honig

Bei leichter (!) Blasenentzündung oder Nierenschmerzen, schwacher Blase und zur begleitenden Einnahme bei bereits vom Arzt behandelter Blasenentzündung. 5 x täglich je 1 EL in lauwarmem Tee oder Wasser einnehmen.

Zutaten:

- *2 EL Birkenblätter, getrocknet*
- *1 EL Orthosiphonblätter, getrocknet*
- *1 EL Goldrutenkraut, getrocknet*
- *1 EL Hauhechelwurzel (geschnitten), getrocknet*
- *150 ml Wasser*
- *200 g Honig*

Die Kräuter mit dem kalten Wasser über Nacht ansetzen und ausziehen lassen. Danach alles zum Kochen bringen, von der Kochstelle nehmen und nochmals 15 Minuten lang zugedeckt ruhen lassen, abseihen. Noch warm mit dem Honig vermischen und abfüllen.

Kreislauf-Honig

Regt den Kreislauf an, stärkt Blutkreislauf und soll die Herztätigkeit stabilisieren. Von diesem nimmt man morgens und abends je 1 TL pur und lässt ihn langsam im Mund zergehen.

Zutaten:

- *30 g Berberitzenbeeren, getrocknet*
- *20 g Habichtskraut, getrocknet*
- *10 g Galgant, getrocknet oder Pulver*
- *20 g Weißdornblüten und -blätter, getrocknet*
- *20 g Rosmarin, getrocknet*
- *1 Zimtstange*
- *500 g Honig*

Die Zutaten im Mörser oder Mixer fein pulverisieren. Den Honig erhitzen, aber nicht kochen, eventuellen Schaum abschöpfen. Die Kräuterpulver in den heißen Honig geben, Herd ausschalten und den Kräuterhonig über Nacht ziehen lassen. Anderntags leicht erwärmen und durch ein feines Sieb geben (wer unempfindlich ist, kann das Pulver auch drin lassen und mitessen). In ein desinfiziertes Glas füllen und erkaltet verschließen.

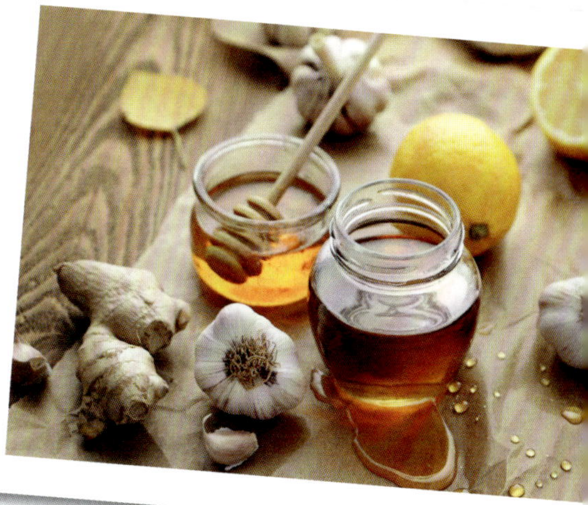

Knoblauch-Zitronen-Kräuterhonig gegen Bluthochdruck

Wer unter Bluthochdruck leidet, kann eine Kur mit diesen etwas ungewöhnlichen Heilsirup machen: 3 Monate lang jeden Morgen und Abend jeweils 2 EL davon in etwas Wasser aufgelöst einnehmen.

Zutaten:

- *50 g Weißdorntee (Blätter und Blüten)*
- *0,5 l Wasser*
- *50 g Knoblauchzehen, geschält (am besten Bioware)*
- *4 Biozitronen, gewaschen*
- *300 g Lindenblütenhonig*

Weißdorntee in eine Schüssel geben, Wasser aufkochen und darüber gießen. 1 Stunde lang ziehen lassen, dann abfiltern. Knoblauch und die in Stücke geschnittenen Zitronen zusammen mit dem Weißdornsud im Mixer fein pürieren. Durch ein Sieb filtern, Honig einrühren und in 2 Flaschen abfüllen. Im Kühlschrank aufbewahren und innerhalb von 4-6 Wochen verbrauchen. Wer mag, kann auch 50 g Bio-Ingwer mit verarbeiten

Erkältungshonig

Bei Husten, Erkältung und Katarrh nimmt man mehrmals täglich 1 Tl in warmem Wasser oder Kamillentee. Wem der Honig zu scharf wird, lässt das Pfefferkraut weg. Nur so lange einnehmen, bis man sich wieder gesund fühlt.

Zutaten:

- *2 Handvoll Thymian, kleingeschnitten (wenn möglich, frisch)*
- *500 g Waldhonig*
- *10 g Anis*
- *5 g Alant, getrocknet*
- *5 g Engelwurz (Wurzel), getrocknet*
- *1 TL Langer Pfeffer*
- *10 g Ingwer, frisch, geschält und geschnitten*

Den Honig in einem Topf 5 Minuten lang kochen, den Schaum abschöpfen. Den Thymian zugeben und auf niedriger Stufe kochen lassen, bis der Honig leicht danach schmeckt. Die anderen Zutaten zugeben und etwa 3 Minuten lang unter Rühren weiterkochen. Vom Herd nehmen und weiterrühren, etwas abkühlen lassen. Abseihen und in Gläschen füllen.

Schnupfenhonig

Hilft bei aufkommendem oder bereits vorhandenem Katarrh, Fließschnupfen und Nebenhöhlenentzündungen. 2-3 x täglich pur langsam im Mund zergehen lassen (die Inhaltsstoffe werden dann direkt über die Schleimhäute absorbiert). Die Variante mit Wermut soll nur von Erwachsenen und nicht länger als 3 Wochen lang eingenommen werden. Für Kinder lassen Sie den Wermut bitte weg (s. u.).

Zutaten:

- *30 g Ysopkraut, getrocknet*
- *25 g Huflattichblätter, getrocknet*
- *25 g Fenchelsamen*
- *10 g Brennnesselblätter, getrocknet*
- *10 g Wermutkraut, getrocknet*
- *500 g Honig*

Die Kräuter nacheinander im Mörser fein pulverisieren. Den Honig in einem Topf 5 Minuten lang kochen, den Schaum abschöpfen. Alle Kräuterpulver dazugeben und ganz kurz nochmals aufkochen. Noch heiß abfüllen in ein hitzebeständiges Glas.

Für Kinder (über 18 Monate): Die Kräuter (bis auf den Wermut) grob zerstoßen, in den heißen Honig geben und kurz durchkochen lassen. Klar filtern und heiß abfüllen.

Brummschädelsirup

Wer statt den üblichen Schmerztabletten einmal einen natürlichen Weg nehmen möchte, sollte diesen Sirup testen. Bei Anfällen bzw. Kopfschmerzattacken löffelweise in warmem Wasser auflösen und trinken (nur für Erwachsene und Jugendliche geeignet, nach Rücksprache mit dem Arzt auch für kleinere Schulkinder). Sofort zu Beginn des Anfalls einnehmen, bei Migräne hat man später in der Regel keine Chance mehr, den Anfall zu mildern.

Zutaten:

- *2 EL Koriandersamen (bio)*
- *1 EL Lavendelblüten, getrocknet*
- *1 EL Pfefferminze, getrocknet*
- *2 EL Melisse, getrocknet*
- *1 EL Kamillenblüten (römische, getrocknet*
- *Abgeriebene Schale 1 Bio-Zitrone*
- *400 ml Wasser*
- *350 g Rohrohrzucker*

Koriandersamen im Mörser (oder Mixer) fein mahlen. Zusammen mit den Kräutern und der Zitronenschale und dem Wasser in einem kleinen Topf zum Kochen bringen, 3 Minuten lang simmern lassen. Zucker zugeben und unter Rühren auflösen, nochmals einmal aufkochen lassen (Vorsicht, damit nichts überkocht!).

Herd ausschalten und das Ganze 10 Minuten lang ziehen lassen. Danach durch ein Sieb filtern, Kräuter mit einem Suppenlöffel fest ausdrücken. Noch so heiß wie möglich in vorher mit kochendem Wasser ausgespülte Fläschchen füllen und verschließen. Der Sirup hält sich 6-8 Monate.

Magenweh-Honig

Bei Magenproblemen wie Schmerzen und Empfindlichkeitsstörungen lassen Erwachsene bei Bedarf oder regelmäßig 2-3mal 1 TL voll langsam im Munde zergehen. Nach 1 Monat durchgehender Verwendung eine Pause von 3 Wochen einlegen.

Zutaten:

- *20 g Fenchelsamen*
- *10 g Augentrost, getrocknet*
- *10 g Kamillenblüten, getrocknet*
- *5 Gewürznelken*
- *1 EL Zimtpulver (Ceylonzimt)*
- *350 g Blütenhonig*

Die Kräuter und Gewürze nacheinander im Mörser oder einem kräftigen Mixer fein pulverisieren. Den Honig in einem Topf sanft erwärmen, nicht über 40 Grad. Das Kräuter-Gewürzpulver hinein geben und alles 30 Minuten lang warm stehen lassen, öfters umrühren. In ein Schraubglas umfüllen. Innerhalb von 6 Monaten aufbrauchen. Kühl und dunkel, aber nicht im Kühlschrank lagern.

Gewürz-Heilsirup für Entzündungen

Dieser Sirup aus wärmenden Gewürzen wird von Erwachsenen meist gerne genommen, vor allem im Herbst und Winter, wenn es kalt ist. Man kann ihn auch zur Vorbeugung nehmen: in warmer Milch (oder Pflanzenmilch) aufgelöst ergibt er einen Chai-ähnlichen Gute-Nacht-Trunk.
Man kann bis zu 3mal täglich 1-2 EL voll einnehmen bei akuter Erkältung oder Entzündung.

Zutaten:

- *30 g Ingwer, frisch*
- *30 g Kurkuma, frisch (Asienshop)*
- *1 EL Kardamom, ganze Kapseln*
- *1 TL Schwarzer Pfeffer, ganz*
- *1 EL Fenchelsamen*
- *500 ml Wasser*
- *500 g Rohrohrzucker*

Ingwer und Kurkuma schälen und grob schneiden. Kardamom im Mörser oder Mixer mitsamt den Schalen zerstoßen bzw. mahlen. Anschließend dasselbe mit dem Fenchel und dem Pfeffer. Nun alle Gewürze zusammen im Mixer nochmals gemeinsam mahlen. Mit dem Wasser aufgießen und 1 Stunde lang ziehen lassen. Mit dem Zucker in einen Kochtopf umfüllen und 15 Minuten lang leicht simmernd köcheln. Abkühlen lassen, dann abfiltern und in eine saubere Flasche abfüllen.

Kaffee-Honig

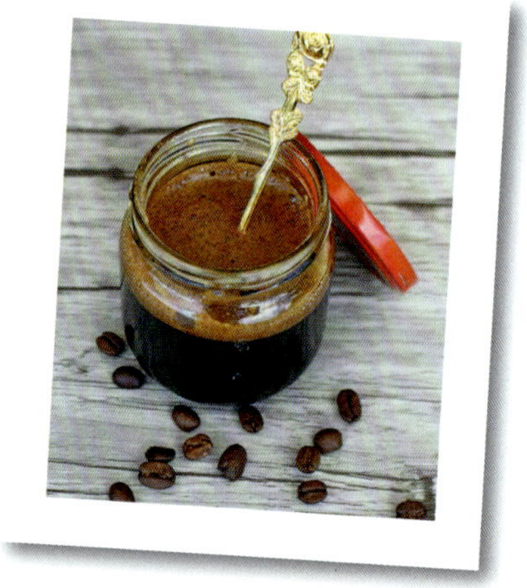

Diese ungewöhnliche Kombination wird gegen Husten eingesetzt und stammt angeblich aus dem Iran. Dort verwendet man ihn bei Reizhusten, der oft im Anschluss an eine schwere Entzündung der Atemwege bzw. Bronchitis auftritt. Angeblich ist Kaffee-Honig ähnlich wirksam wie Kortison, wirkt beruhigend, entzündungs- und schmerzhemmend. Aufgrund des enthaltenen Koffeins sollte man ihn nur für Erwachsene und Jugendliche über 14 Jahren verwenden und eher nicht abends einnehmen (3mal täglich 1-1 1/2 EL voll in Tee oder Wasser auflösen). Wer keinen Instantkaffee verwenden will, kann sich auch einen starken Kaffeesud aus 18 Tassen frisch gebrühten Espresso herstellen, diesen auf 50 ml reduzieren und dann etwas abgekühlt mit dem Honig vermischen.
Achtung: bei vorliegendem Bluthochdruck bitte uncoffeinierten Kaffee verwenden!

Zutaten:

- *80 g Instantkaffee, am besten bio*
- *100 ml Wasser*
- *500 g Honig*

Wasser erhitzen, zum Kaffee schütten und eine Paste bzw. dicken Sud anrühren. Honig zugeben und gut miteinander verrühren, in ein Glas abfüllen.

Rettich-Ingwer-Honig

Schwarzer Rettich als Hustenlöser ist Vielen bereits aus ihrer Kindheit bekannt. Die enthaltenen Senfölglykoside haben eine entzündungshemmende, stark antibiotische Wirkung und werden traditionsgemäß bei Erkältung und Husten eingenommen. Doch sie wirken, besonders zusammen mit Ingwer, auch gegen Gallenleiden. Dieses Rezept muss frisch zubereitet werden.

ANWENDUNGSEMPFEHLUNG:
Kinder ab 18 Monaten 3mal täglich 1 TL, ab 6 Jahren 3mal täglich 2 TL, Erwachsene und größere Kinder ab 12 Jahren 3mal täglich 1-2 EL, pur oder in lauwarmen Tee einnehmen.

Zutaten:

- *300 g Schwarzer Rettich, am besten Bioware*
- *250 g Waldhonig oder Lindenblütenhonig*
- *30 g Ingwer, geschält oder Bioware ungeschält*

Den Rettich gründlich abwaschen und in Stücke schneiden (Bioware muss nicht geschält werden). Zusammen mit dem Ingwer in einen leistungsstarken Mixer geben und kräftig mixen, bis alles ein Brei ist. Nun den Honig einrühren und alles 2 Stunden lang abgedeckt ruhen lassen. Dann mithilfe von einem Tuch oder Nussmilchbeutel auspressen. In eine Flasche abfüllen. Im Kühlschrank lagern und innerhalb von 3 Tagen aufbrauchen.

Leberstärkender Kräutersirup

Die verwendeten Heilkräuter sollen die Leber stärken und bei der Regeneration förderlich sein. Alkohol ist bei Schäden oder Entzündungen der Leber strikt zu meiden! Erwachsene nehmen täglich 3mal 1 EL voll pur oder in Wasser ein. Nach 2 Monaten eine Einnahmepasue von 3 Wochen einlegen.

Zutaten:

- *50 g Mariendistelfrüchte (= Samen)*
- *25 g Löwenzahnwurzel, getrocknet*
- *25 g Kardobenediktenkraut, getrocknet*
- *25 g Tausendgüldenkraut, getrocknet*
- *0,5 l Wasser*
- *500 g Zucker*

Die Mariendistelfrüchte mit Wasser über Nacht ansetzen. Am nächsten Tag alle anderen Kräuter zugeben sowie den Zucker und zum Kochen bringen. Nach 2 Minuten Herdplatte ausschalten und 1 Stunde lang ziehen lassen. Abfiltern und in Flaschen füllen.

Stärkender Waldsirup

Dieser Sirup ist kein klassischer Heilsirup, doch er erfrischt, muntert auf und regt die Entgiftungsorgane sanft an, daher hat er einen Platz in diesem Kapitel durchaus verdient. Man trinkt ihn mit Mineralwasser (oder auch einmal Sekt für die Erwachsenen) aufgegossen, Kinder ab 1 Jahr dürfen ihn auch bereits in Maßen genießen.

Zutaten:

- *3 EL junge Fichtennadelspitzen der Tannenspitzen*
- *2 EL Brennnesselblätter*
- *2 EL Pfefferminze, frische Triebspitzen*
- *2 EL Melissenblätter u. -blüten, frisch*
- *1 EL Löwenzahnblüten*
- *1 l Wasser (am besten Quellwasser)*
- *500 g Zucker*
- *500 g Rohrohrzucker*
- *1 EL Zitronensäure oder Vitamin C*

Alle Kräuter hacken und in eine Schüssel geben. Wasser und beide Zuckersorten im Topf zum Kochen bringen und 5 Minuten wallend einkochen. Heiß über die Kräuter schütten und alles nun an einem kühlen Ort 24 Stunden lang ziehen lassen (wenn es ein paar Stunden mehr sind, kein Problem!). Das Ganze nun abfiltern, Vitamin C oder Zitronensäure (für Haltbarkeit und einen frischeren Geschmack) einrühren und nochmals kurz aufkochen, dann heiß in Flaschen abfüllen.

Aphrodisierender Durian-Vanillesirup

In Asian gilt diese, geschmacklich als recht unterschiedlich empfundene Frucht schon lange als wirksames Aphrodisiakum verwendet. Auf dem Wochenmarkt bekommt man sie oft auch in Teilstücke geschnitten. Den Sirup einfach etwa 1:5 mit Wasser und evtl. einen Spritzer Zitronensaft mischen und trinken.

Zutaten:

- *500 g Durianfrucht, geschält (die Sorte Mong Thong wird meistens am besten vertragen)*
- *1 Vanilleschote*
- *500 g Zucker (oder Xylit)*

Durian sehr klein schneiden und mit dem Zucker mischen. Vanilleschote längs aufschneiden, das Mark herauskratzen und zugeben. Das Ganze nun im Kühlschrank 3 Tage lang abgedeckt Saft ziehen lassen, dabei mehrmals gründlich durchrühren.

Hat sich der Zucker ganz gelöst, kann man den Sirup nun filtern und abfüllen. Ist er nicht ganz gelöst, erwärmt man das Ganze vorsichtig auf etwa 50 Grad und rührt, bis die Lösung klar ist, filtert dann und füllt ab. Der Sirup soll kalt gelagert und innerhalb von 2 Monaten verbraucht werden.

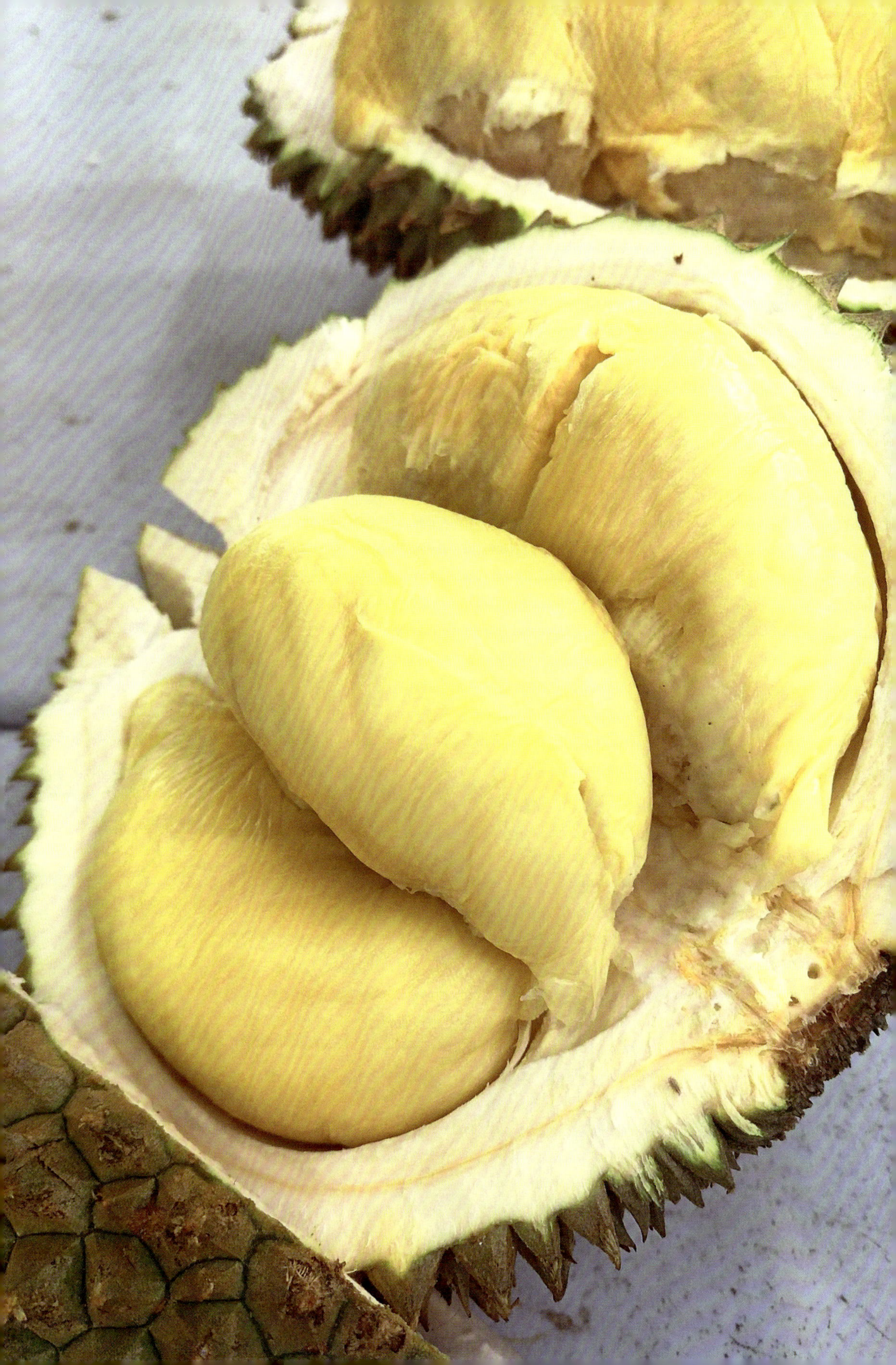

OXYMEL
DER HEILKRÄFTIGE SAUERHONIG

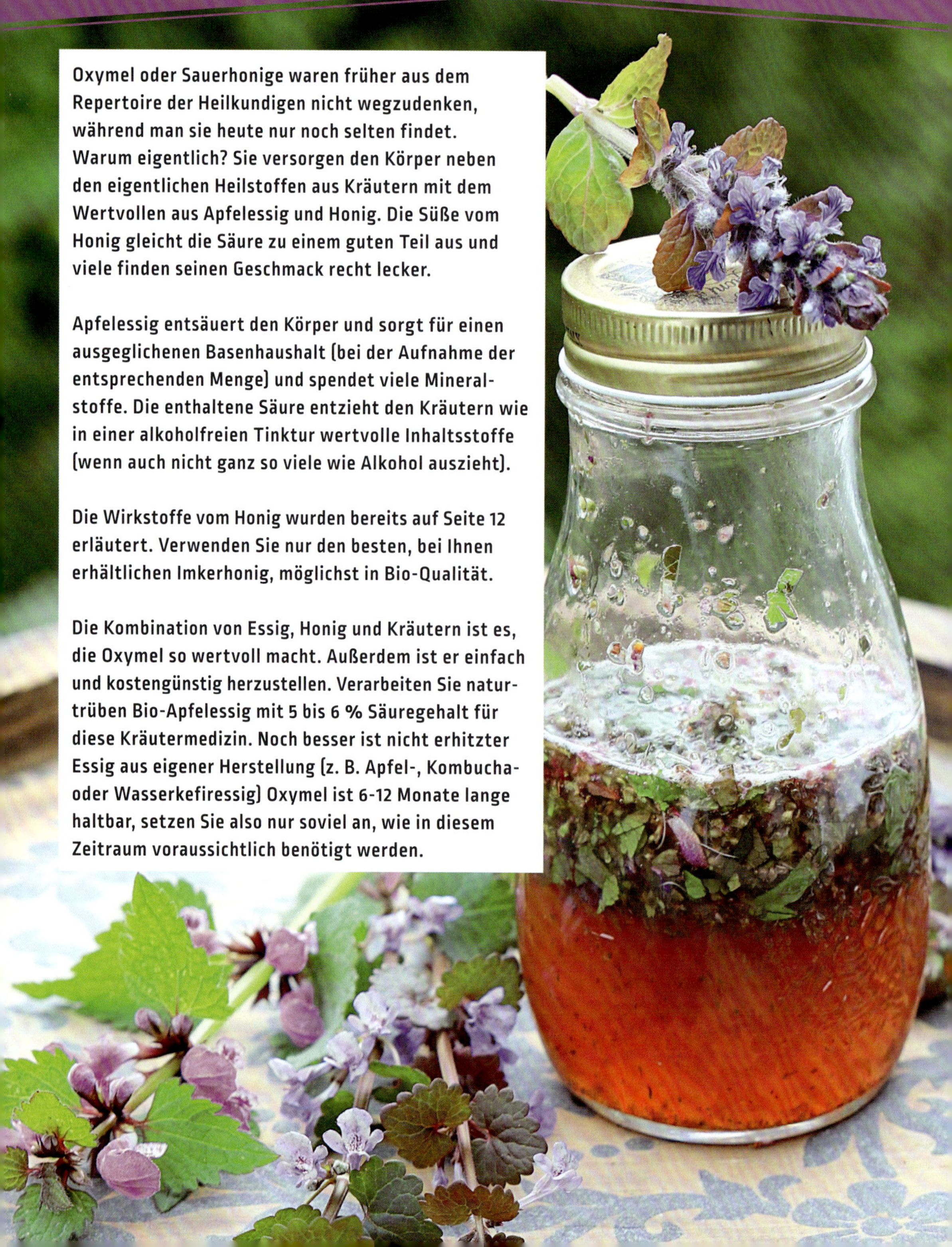

Oxymel oder Sauerhonige waren früher aus dem Repertoire der Heilkundigen nicht wegzudenken, während man sie heute nur noch selten findet. Warum eigentlich? Sie versorgen den Körper neben den eigentlichen Heilstoffen aus Kräutern mit dem Wertvollen aus Apfelessig und Honig. Die Süße vom Honig gleicht die Säure zu einem guten Teil aus und viele finden seinen Geschmack recht lecker.

Apfelessig entsäuert den Körper und sorgt für einen ausgeglichenen Basenhaushalt (bei der Aufnahme der entsprechenden Menge) und spendet viele Mineralstoffe. Die enthaltene Säure entzieht den Kräutern wie in einer alkoholfreien Tinktur wertvolle Inhaltsstoffe (wenn auch nicht ganz so viele wie Alkohol auszieht).

Die Wirkstoffe vom Honig wurden bereits auf Seite 12 erläutert. Verwenden Sie nur den besten, bei Ihnen erhältlichen Imkerhonig, möglichst in Bio-Qualität.

Die Kombination von Essig, Honig und Kräutern ist es, die Oxymel so wertvoll macht. Außerdem ist er einfach und kostengünstig herzustellen. Verarbeiten Sie naturtrüben Bio-Apfelessig mit 5 bis 6 % Säuregehalt für diese Kräutermedizin. Noch besser ist nicht erhitzter Essig aus eigener Herstellung (z. B. Apfel-, Kombucha- oder Wasserkefiressig) Oxymel ist 6-12 Monate lange haltbar, setzen Sie also nur soviel an, wie in diesem Zeitraum voraussichtlich benötigt werden.

Zubereitung

Oxymel kann auf mehrere Arten zubereitet werden. Bitte suchen Sie sich diejenige, welche Ihnen am besten zusagt aus und bereiten ihn dann nach den unten aufgeführten Rezepten zu.

1. Kräuter säubern und klein hacken. In ein Schraubglas füllen und mit naturbelassenem Essig (mind. 5 % Säure) begießen, bis alles gut bedeckt ist. Zwischen Deckel und Glas ein Stück Frischhaltefolie geben und verschrauben. An einem dunklen aber warmen Platz je nach verwendetem Kraut 1-4 Wochen lang ausziehen, täglich kräftig durchschütteln. Dann absieben und die Menge abmessen. Mit der 3-4-fachen Menge Honig vermischen (evtl. Honig erst an einen warmen Platz oder in die Sonne stellen, damit er fließfähig wird). In Flaschen (Kunststoffverschluss) abfüllen.

2. Dies ist meine bevorzugte Methode, ich halte sie für die wirkungsvollste und schonendste in der Herstellung: Honig an einen warmen Platz oder in die Sonne stellen, damit er fließfähig wird, dann mit dem Essig im Verhältnis 3:1 oder 4:1 mischen und in ein großes Schraubglas füllen. Kräuter klein schneiden und zugeben. Zwischen Deckel und Glas ein Stück Frischhaltefolie geben und verschrauben. An einem dunklen aber warmen Platz 3-4 Wochen lang ausziehen, täglich kräftig durchschütteln. Nun kann der Oxymel mitsamt den Kräutern eingenommen werden oder, man siebt sie, nachdem man ihn auf nicht mehr als 40 Grad erwärmt hat, ab. Dem Oxymel kann auch ein wenig Natursalz (1 Prise auf 300 ml etwa) zugegeben werden, wodurch die isotonische Wirkung optimiert wird.

3. Die schnellste Methode ist die Kochmethode, wobei allerdings viele gute Stoffe, die im Apfelessig enthalten sind, zerstört werden. Ich persönlich verwende sie vor allem gerne für getrocknete Kräuter oder wenn ich keine 3 Wochen Zeit zum Warten habe: Die gehackten Kräuter werden im Apfelessig und Honig erhitzt und nach überlieferten Rezepten zu einem Sirup eingekocht. Öfters umrühren, dann durch ein Sieb passieren (Kräuter gut auspressen), oder auf etwa 90 Grad erhitzt und gut 1 Stunde lang ausgezogen (1 Teil Kräuteressig auf 3 Teile Honig).

Verwenden Sie dunkle Flaschen, in denen diese Honigmedizin vor Licht geschützt ist.
Wenn man keine bekommt, kann man sie auch in einem Schrank an einem kühlen Ort lagern oder die Flasche gründlich in Alufolie einwickeln.

ACHTUNG:
Die Essigsäure greift Metall an. Verwenden Sie daher nur Gefäße mit einem Kunststoff- oder Glasdeckel oder geben Sie ein doppelt gelegtes Stück Frischhaltefolie zwischen Flaschenrand und Deckel, so dass beides nicht in Berührung miteinander kommt!

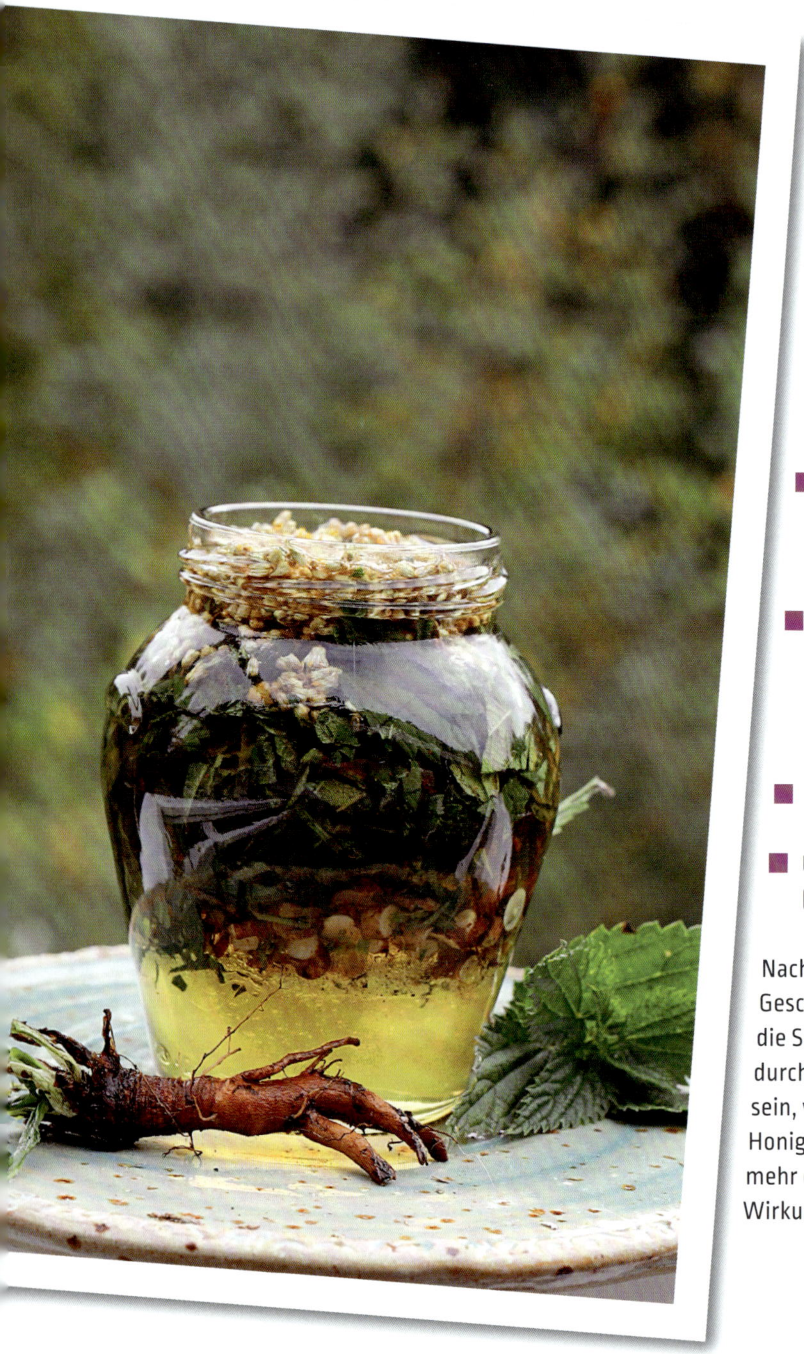

Wie wird Oxymel verwendet?

- Pur, zwischen 1 TL und 1 EL voll im Mund zergehen lassen, morgens (am besten nüchtern) und abends für eine Kur von 4-6 Wochen
- Ebenfalls löffelweise in Wasser oder Tee verdünnt, aber auch im Wildkräutersmoothie
- Als Erfrischungsgetränk mit Eiswürfeln und frischen Kräutern (Minze, Melisse, Ingwer), mit Mineralwasser aufgefüllt
- In Salatdressings
- Über Eiscreme und Desserts (wenige Tropfen genügen)

Nach ein paar Wochen wird der Geschmack übrigens noch milder und die Süße vom Honig setzt sich ziemlich durch. Soll der Sauerhonig noch süßer sein, verwendet man etwa 10 % mehr Honig, sollte dann aber auch etwas mehr davon einnehmen um die gleiche Wirkung zu erzielen.

Borreliose-Honigzubereitung

Besteht eine Borreliose-Erkrankung, wird diese fast immer medizinisch behandelt. Doch auch die Natur hat hier Wirksames zu bieten, manchmal sogar, wenn die verordneten Medikamente nicht greifen: die Karde wirkt hier stark antibakteriell und blutreinigend. Studien zufolge könnte die erfolgreiche Krankheitsbekämpfung vor allem mit der Eigenschaft der Karde, die Stoffwechselprodukte der Borrelien auszuschwemmen, zusammenhängen. Die Zistrose (cistus incanus) unterstützt das angegriffene Immunsystem und wirkt ebenfalls gegen Viren, Bakterien und sogar Pilze.

Dennoch: Borreliosebehandlung muss vom Arzt erfolgen oder zumindest überwacht werden, doch die meisten Mediziner haben nichts gegen die begleitende Einnahme von Heilkräutermitteln.

ACHTUNG:
Ausnahmsweise wird in diesem Rezept ein Teil Alkohol eingesetzt, um mehr von den wertvollen Wirkstoffen der Heilpflanzen zu erhalten, insofern handelt es sich nicht um einen klassischen Oxymel.

Empfohlen wird bei vorliegender Borreliose eine 6wöchige Kureinnahme für Erwachsene: 3mal täglich 1 EL in Wasser aufgelöst einnehmen. Übrigens kann dieses Heilmittel auch bei Arthrose hilfreich wirken.

Zutaten:

- *100 g Kardenwurzel, getrocknet*
- *30 g Cistuskraut, getrocknet*
- *300 ml Wodka, 38 Vol.%*
- *100 ml Apfelessig*
- *300 g Honig*

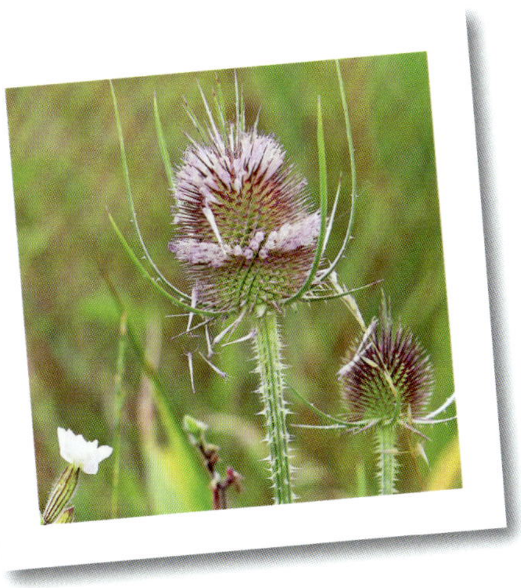

Karde und Cistus in ein Schraubglas füllen, mit dem Wodka begießen und 3 Wochen lang an einem dunklen Ort ziehen lassen. Besonders wichtig: täglich durchschütteln. Apfelessig dazu gießen und nochmals 1-2 Wochen lang ziehen lassen. Dann abfiltern, Pflanzengut soweit möglich auspressen. Auszug mit dem angewärmten Honig mischen und in eine Flasche abfüllen.

Die Karde ist je nach Gegend nicht mehr so oft anzutreffen in unserer Wildnis. Die Angaben beziehen sich deshalb auf die getrocknete Karde, wie sie im Handel erhältlich ist (siehe Bezugsquellen). Wer sie frisch sammeln kann, soll sie gut abwaschen, stark zerkleinern und etwa 150-200 g davon ansetzen.

Gundermännle-Oxymel

Ein idealer Entschlacker im Frühjahr aber auch bei Erkältungen hilfreich.

Zutaten:

- *100 g Gundermannkraut und -blüten, frisch*
- *50 g Brombeerblättchen und kleine Triebspitzen, frisch*
- *250 ml Apfelessig, naturtrüb (bio)*
- *700 g Imkerhonig*

Die Kräuter, soweit noch nicht geschehen, im Mörser oder Mixer zerkleinern bzw. mit einem scharfen Messer fein hacken. Zubereitung nach einer der drei oben angegebenen Methoden. Abfüllen, kühl lagern und innerhalb 8-10 Monaten aufbrauchen.

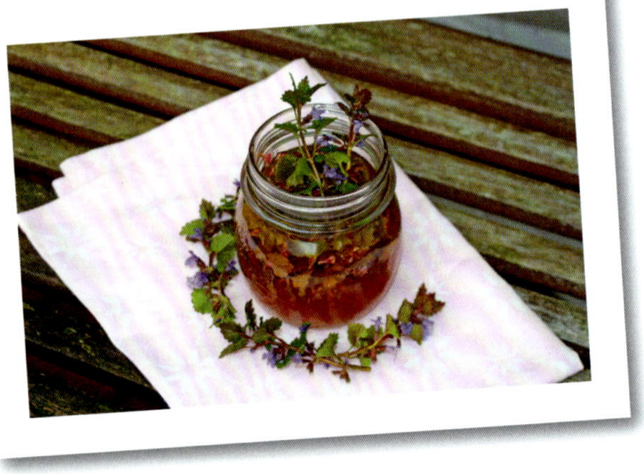

Entgiftender Oxymel

Zutaten:

- *20 g Löwenzahnwurzeln, frisch oder 10 g getrocknet*
- *50 g Heckenrosentriebe, frisch oder 25 g getrocknet*
- *15 g Beifuß, frisch oder 7 g getrocknet*
- *10 g Koriandersamen*
- *30 g Odermennig, frisch oder 15 g getrocknet*
- *30 g Brombeerblätter, frisch oder 15 g getrocknet*
- *400 ml Apfelessig, naturtrüb (bio)*
- *1200 g Imkerhonig*

Eine Entgiftungskur zum Ausspülen der Schlacken und Giftstoffe ist nicht nur im Frühjahr empfehlenswert, sondern auch im Herbst, bevor es mit dem kalten Grippewetter beginnt, außerdem nach jeder Operation oder Erkrankung (Narkose- und Medikamentenrückstände ausspülen). Unbedingt 2-3 l Wasser bzw. ungesüßte Getränke täglich trinken!

Die Kräuter, soweit noch nicht geschehen, im Mörser oder Mixer zerkleinern bzw. mit einem scharfen Messer fein hacken. Zubereitung nach einer der drei oben angegebenen Methoden. Abfüllen, kühl lagern und innerhalb 8-10 Monaten aufbrauchen.

Sauerhonig für Darm und Verdauung

Zutaten:

- *15 g Löwenzahnwurzel, frisch oder 7 g getrocknet*
- *10 g Kümmelsamen*
- *15 g Fenchelsamen*
- *20 g Pfefferminze, frisch oder 10 g getrocknet*
- *20 g Schafgarbe, frisch oder 10 g getrocknet*
- *5 g Wacholderbeeren*
- *150 ml Apfelessig, naturtrüb (bio)*
- *350 g Imkerhonig*

Fördert die Verdauung und hilft einem trägen Darm „auf den Sprung". Sollte der Stuhl zu weich werden, die Menge reduzieren.

Die Kräuter, soweit noch nicht geschehen, im Mörser oder Mixer zerkleinern bzw. mit einem scharfen Messer fein hacken. Zubereitung nach einer der drei oben angegebenen Methoden. Innerhalb von 10-12 Monaten aufbrauchen.

Frühlingsblüten-Oxymel

Zutaten:

- *50 g Löwenzahnblüten, frisch oder 25 g getrocknet*
- *20 g Gänseblümchen (Blüten), frisch oder 10 g getrocknet*
- *Optional: 10 g Weißdornblüten (herzstärkend), frisch oder 5 g getrocknet*
- *20 g Veilchenblüten (und Blätter), frisch oder 10 g getrocknet*
- *Optional 30 g Fliederblüten*
- *300 ml Apfelessig, naturtrüb (bio)*
- *750 g Blütenhonig*

Mit diesem Sauerhonig holt man sich das ganze Jahr über den Frühling ins Haus. Gerade in dunklen und kalten Monaten kann er die Stimmung schnell aufhellen und wirkt wie ein paar Sonnenstrahlen auf uns. Bei Bedarf oder als 6-wöchige Kur 3mal täglich 2 TL voll einnehmen (pur oder verdünnt in lauwarmem Wasser).

Fliederblüten von den Stielen streifen, denn alle grünen Teile sind schwach giftig. Die Kräuter, soweit noch nicht geschehen, im Mörser oder Mixer zerkleinern bzw. mit einem scharfen Messer fein hacken. Zubereitung nach einer der drei oben angegebenen Methoden. Innerhalb 8-10 Monaten aufbrauchen.

Immunstärkender Oxymel

Besonders in der kalten Jahreszeit und in den Übergangszeiten kann dieser Kräuter-Sauerhonig das Immunsystem stärken und somit die gefürchteten Erkältungskrankheiten von vorneherein verhüten. Wirkungsvoll ist, beide Rezepte herzustellen und abwechselnd kurweise einzunehmen.
Kurweise 3mal täglich 1 EL voll einnehmen, Kinder ab 3 Jahren 3mal 1 TL, Kinder zwischen 8 und 12 Jahren 3mal 2 TL.

Zutaten für Rezept 1:

- *10 g Salbei, getrocknet*
- *20 g Sonnenhut, getrocknet*
- *10 g Thymian, getrocknet*
- *30 g Ingwer, geschält*
- *50 g Hagebutten, getrocknet*
- *350 ml Apfelessig, naturtrüb (bio)*
- *750 g Blütenhonig*

Die Kräuter, soweit noch nicht geschehen, im Mörser oder Mixer zerkleinern bzw. mit einem scharfen Messer fein hacken. Zubereitung nach einer der drei oben angegebenen Methoden, wobei die Kochmethode das Vitamin C der Hagebutten weitestgehend zerstört und deshalb nicht empfohlen wird. Innerhalb 8-10 Monaten aufbrauchen.

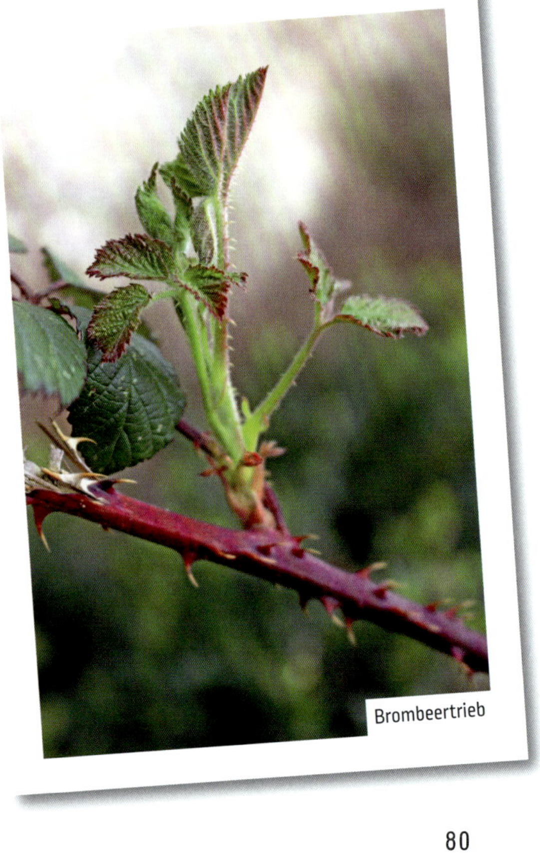

Brombeertrieb

Zutaten für Rezept 2:

Zeitig im Frühjahr sammeln:

- *100 g Brennesseltriebe, frisch*
- *60 g Brombeertriebe, frisch*
- *40 g Apfelbaumknospen, frisch*
- *30 g Gänseblümchen, Blüten und Kraut, frisch*
- *300 ml Apfelessig, naturtrüb (bio)*
- *750 g Blütenhonig*

Die Kräuter, soweit noch nicht geschehen, im Mörser oder Mixer zerkleinern bzw. mit einem scharfen Messer fein hacken. Zubereitung nach einer der drei oben angegebenen Methoden.

Heuschnupfen-Oxymel

Heuschnupfen ist eine Plage – das bestätigt jeder, der damit zu tun hat. Viele klagen bereits im ausgehenden Winter über die ersten Anzeichen, denn bereits jetzt beginnt schon die Frühblüte mancher Pflanzen. Vielen hat dieses Oxymel-Rezept, das zugleich eine entgiftende Wirkung auf die Leber hat, bereits helfen können. Einen Versuch ist es jedenfalls wert. Möglichst gleich zu Beginn der ersten Blüte, auf die man allergisch reagiert oder sogar noch 4 Wochen vorher jeweils 2 TL -1 EL morgens, mittags und abends einnehmen. Kinder je nach Größe die Hälfte (nach Absprache mit dem Kinderarzt). Die Einnahme sollte man nach Abklingen der Hauptblüher, auf die man allergisch ist, wieder absetzen und dann im nächsten Jahresturnus erneut beginnen, vorausgesetzt, man verspürt eine Verbesserung.

Zutaten:

- *30 g Augentrost, getrocknet*
- *30 g Roibuschtee (bio)*
- *20 g Lindenblüten, getrocknet*
- *10 g Rosenblütenblätter, getrocknet. Alternativ 10 g Triebspitzen der Essigrose (Hundsrose), getrocknet*
- *15 g Löwenzahnwurzel, getrocknet*
- *30 g Schwarze Johannisbeere, Blätter, getrocknet*
- *350 ml Apfelessig, naturtrüb (bio)*
- *750 g Waldhonig*

Die Kräuter, soweit noch nicht geschehen, im Mörser oder Mixer zerkleinern (müssen aber nicht pulverisiert werden). Zubereitung nach einer der drei oben angegebenen Methoden. Innerhalb 8-10 Monaten aufbrauchen.

Herzensstärke Oxymel

Zutaten:

- *10 g Rosenblüten, getrocknet oder 20 g frisch. Alternativ 10 g Lavendelblüten*
- *10 g Tulsikraut*
- *10 g Lindenblüten*
- *10 g Weißdornblüten und -blätter*
- *150 ml Apfelessig, naturtrüb (bio)*
- *300 g Imkerhonig*

Die Kräuter, soweit noch nicht geschehen, im Mörser oder Mixer zerkleinern bzw. mit einem scharfen Messer fein hacken. Zubereitung nach einer der drei oben angegebenen Methoden. Am besten mit Rosenblüten und Lavendelblüten abwechselnd herstellen und einnehmen.

Figur-Oxymel

Zum Abnehmen begleitend bei einer Diät oder Nahrungsumstellung ist dieses Oxymel-Rezept nützlich, denn es fördert den Abtransport von Schlacken, wirkt anregend auf die Entgiftungsorgane Leber und Galle und entwässernd auf die Nieren. Außerdem kann es den Appetit dur ch die enthaltenen Bitterstoffe reduzieren. Es gibt sogar eine eigene Honigdiät, bei der abends 2 TL voll Honig in Tee als Schlaftrunk eingenommen werden und Zucker komplett durch Honig ersetzt wird.

ANWENDUNGSEMPFEHLUNG:
5mal täglich, beginnend morgens nüchtern und endend abends vor dem Zubettgehen jeweils 2 TL voll in 1 Glas handwarmes Wasser einrühren und trinken. Trinken Sie täglich mindestens 2 l Wasser oder ungesüßten Tee dazu oder lösen Sie die Tagesmenge (10 TL) dieses Sauerhonigs gleich darin auf. Die Flaschen dann deutlich sichtbar bereit stellen (und in die Arbeit mitnehmen) gewährleistet, dass man es auch nicht vergisst.

Zutaten:

- *40 g Birkenblätter, frisch oder 20 g getrocknet*
- *40 g Schafgarbe, frisch oder 20 g getrocknet*
- *40 g Löwenzahnblüten, frisch oder 20 g getrocknet*
- *40 g Ringelblumen, frisch oder 20 g getrocknet*
- *40 g Brennnesselblätter, frisch oder 20 g getrocknet*
- *30 g Ackerschachtelhalm, frisch oder 15 g getrocknet*
- *500 ml Apfelessig, naturtrüb (bio)*
- *1 kg Imkerhonig*

Die Kräuter, soweit noch nicht geschehen, im Mörser oder Mixer zerkleinern bzw. mit einem scharfen Messer fein hacken. Zubereitung nach einer der drei oben angegebenen Methoden. Haltbar bis zu 6 Monate.

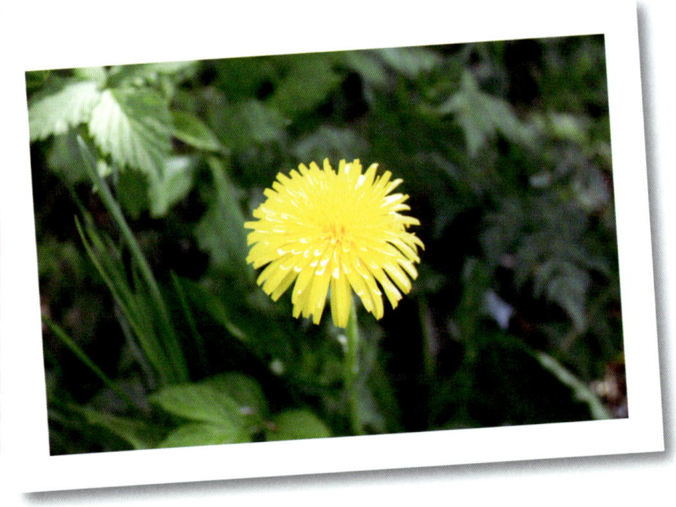

Libidonia – Stärkende Oxymel für beide

Zur Stärkung der Libido und gegen Alterserscheinungen sowie für entspannte Stunden zu Zweit.

ANWENDUNGSEMPFEHLUNG:
Entweder als Kur 2-3 Monate lang jeweils je 1 EL voll einnehmen, dann 4 Wochen.

Zutaten für "Sie":

- *30 g Damaianakraut, getrocknet*
- *40 g Basilikum, frisch*
- *50 g Schisandrafrüchte, getrocknet*
- *200 ml Apfelessig, naturtrüb (bio)*
- *300 g Imkerhonig*

Die Kräuter bzw. Früchte, soweit noch nicht geschehen, im Mörser oder Mixer fein zerkleinern. Zubereitung nach einer der drei angegebenen Methoden. Haltbar 6-8 Monate.

Zutaten für "Ihn":

- *30 g Brennnesselsamen, frisch oder 20 g getrocknet*
- *20 g Goldrutenkraut, getrocknet*
- *50 g Catuabarinde, geschnitten*
- *250 ml Apfelessig, naturtrüb (bio)*
- *400 g Imkerhonig*

Die Kräuter bzw. Samen und Rinde, soweit noch nicht geschehen, im Mörser oder Mixer fein zerkleinern. Zubereitung nach einer der drei angegebenen Methoden. Haltbar 8-10 Monate.

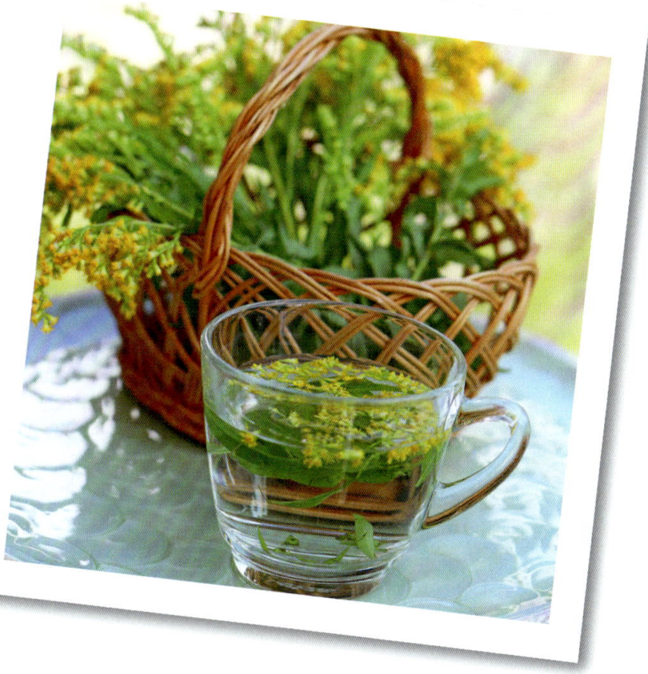

WIRKUNG & ANWENDUNG
VON KRÄUTERN VON A BIS Z

ANMERKUNG:
Nicht alle hier aufgelisteten Heilkräuter werden in den aufgeführten Rezepten dieses Buches verwendet.

Abszesse
Angelika
Kamille
Kamille
Löwenzahn
Minze
Wacholder

Akne
Brennnessel
Thymian

Alzheimer
Johannisbeeren

Angstzustände
Johanniskraut
Lavendel
Melisse
Thymian

anregend
Schwarzer Tee (Ziehdauer!)
Grüner Tee (Ziehdauer!)
Mate

antibakteriell
Cistus
Fichte
Kiefer
Mädesüß
Meerrettich
Preiselbeere
Tanne
Vanille
Wacholder
Zimt
Zwiebel

antibiotisch
Angelika
Cistus

appetitanregend
Angelika
Anis
Beifuss
Ehrenpreis
Löwenzahn
Kalmus
Schafgarbe
Thymian
Zimt

Arthrose
Löwenzahn
Wacholder

Arthritis
Quecke

Asthma
Fichte
Huflattich
Kiefer
Lärche
Melisse
Spitzwegerich
Tanne
Ysop

Atemwege
Anis
Eibisch
Fichte
Huflattich
Kamille
Kiefer
Lärche
Malve
Quecke
Spitzwegerich
Tanne
Taubnessel
Wacholder
Ysop
Zwiebel

Ausschläge
Ehrenpreis
Taubnessel
Waldmeister

Bauchschmerzen (unbestimmter Herkunft)
Eibisch
Kamille
Pfefferminze
(bei andauernden Schmerzen medizinisch abklären lassen!)

Beruhigung
Johanniskraut
Klatschmohn
Lavendel
Schwarzer Tee (Ziehdauer!)
Thymian
Verbene (Zitronenstrauch)
Waldmeister

Bettnässen (psych. bed.)
Johanniskraut

Blähungen
Angelika
Anis
Bärwurz
Heidelbeere
Kalmus
Kamille
Pfefferminze
Thymian
Ysop

Blasenleiden
Brennnessel
Ehrenpreis
Eibisch
Heidekraut
Heidelbeere
Herniaria
Kamille
Karotte
Löwenzahn
Mädesüß
Preiselbeere
Taubnessel

Blutarmut
Anis
Brennnessel

Blutdruck (hoher)
Anis
Rosmarin

Blutdruck (niedriger)
Rosmarin
Sanddorn

blutreinigend
Brennnessel
Ebereschenbeeren
Ehrenpreis
Holunder
Holunderblätter
Hundsrose
Kornelkirschen
Löwenzahn
Quecke
Schlehe
Taubnessel
Wacholder
Walderdbeere
Wildkirsche

Bronchitis
Andorn
Angelika
Ehrenpreis
Eibisch
Fichte
Huflattich
Kiefer
Lärche
Quecke
Spitzwegerich
Tanne
Veilchen
Wacholder
Ysop
Zwiebel

Darmerkrankungen
Andorn
Berberitze
Brombeere
Eibisch
Ehrenpreis
Johanniskraut
Kamille
Pfefferminze
Wacholder

Darmpilze
Bärwurz (Birnenmus)

Depressionen
Angelika
Johanniskraut
Melisse
Taubnessel

Desinfektion
Fichte
Kiefer
Lärche
Mädesüß
Meerrettich
Preiselbeere
Tanne
Wacholder
Zwiebel

Diabetes
Brennnessel
Heidelbeere
Löwenzahn
Walderdbeere
Wegwarte
Zimtrinde

Drüsenschwellung
Malve

Durchblutung
- anregend
Angelika
Fichte
Kiefer
Lärche
Tanne
Waldmeister

Durchfall
Apfel(Kompott)
Brombeere
Eiche
Heidelbeere
Huflattich
Kamille
Mädesüß
Malve
Pfefferminze
Spitzwegerich
Taubnessel
Walderdbeere

Entwässerung
- siehe harntreibend

Entzündung
Eiche
Heidelbeere

Huflattich
Johanniskraut
Kamille
Spitzwegerich
Waldmeister

Erbrechen
- siehe Verdauungsstörungen

Erkältung
- allg.
Holunderblüte
Huflattich
Hundsrose
Linde
Thymian
Ysop
Zwiebel

- stärkend bei:
Orangen
Sanddorn
Zitronen

Erschöpfung
Angelika
Johanniskraut
Lavendel
Melisse
Zitronenstrauch
(nervöse Erschöpfung)

Fettleibigkeit (Adipositas)
Brennnessel
Kamille
Löwenzahn

Fettstoffwechsel
- anregend
Beifuss
Schafgarbe
Vanille
Wermut

Fieber
Himbeeren und Himbeerblätter
Holunder
Esche
Kamille
Linde
Mädesüß

Frauenbeschwerden
Kamille
Schafgarbe
Taubnessel, weiße (Blüte!)

Frühjahrs-Kur
- siehe blutreinigend
- siehe stoffwechselanregend
Brennnessel
Eibisch
Gänseblümchen
Hagebutten
Holunder
Löwenzahn
Möhre
Quecke
Taubnessel

Frühjahrsmüdigkeit
Brennnessel
Löwenzahn

Furunkel
Eibisch
Kamille

Gallenbeschwerden
Beifuss
Berberitze
Lavendel
Löwenzahn
Minze
Quecke
Robinie (Pseudoakazie)
Wermut

Gallensteine
Brennnessel
Eibisch
Löwenzahn
Kamille

Gastritis
Thymian

Gelbsucht
Löwenzahn
Minze
Waldmeister

Gicht
Angelika
Brennnessel
Ehrenpreis
Esche
Holunder
Johanniskraut
Löwenzahn
Mädesüß
Quecke
Quitte
Wacholder
Wildkirsche
Zwiebel

Grippe
- siehe Erkältung
Angelika
Cistus
Eibisch
Holunder
Kamille
Linde
Mädesüß
Thymian

Gürtelrose
Kalmus
Lavendel
Thymian
Rosmarin

Halsentzündung
Eibisch
Eiche

Heidelbeere
Huflattich
Kamille
Malve
Ysop (Gurgeln)

■ harntreibend
Berberitze
Brennnessel
Esche
Fichte
Herniaria
Holunder
Brennnessel
Hundsrose
Karotte
Kiefer
Lärche
Löwenzahn
Mädesüß
Melisse
Pfefferminze
Quecke
Schlehe
Tanne
Wacholder
Walderdbeere
Waldmeister

■ Harnwegserkrankungen - infektiös
Heidekraut
Heidelbeere
Mädesüß
Orthosiphon
Preiselbeere

■ Heiserkeit
Anis
Eibisch
Fichte
Huflattich
Kamille
Karotten
Kiefer
Lärche
Pfefferminze
Tanne

■ Herzbeschwerden - (nervöser Art)
Lavendel
Melisse
Weißdorn

■ Herzstärkung
Galgant
(Pulver)
Veilchen
Weißdorn

■ Heuschnupfen
Augentrost
Hagebutten
Hundsrose
Lindenblüten
Roibusch

■ Husten
Andorn
Anis
Fichte
Huflattich
Karotten
Kiefer
Klatschmohn
Lärche
Linde
Malve
Quecke
Taubnessel
Thymian
Spitzwegerich
Veilchen
Wacholder
Ysop

■ Ischias
Brennnessel
Kamille
Thymian

■ Keuchhusten
Anis
Eibisch
Klatschmohn
Wacholder

■ Koliken - siehe Krämpfe

■ Kopfschmerzen
Lavendel
Pfefferminze
Holunder
Kamille
Waldmeister

■ Kräftigung - siehe Stärkung

■ Krämpfe
Anis
Augentrost
Beifuss
Fichte
Kamille
Kiefer
Lärche
Minze
Schafgarbe
Schlehe
Robinie (Pseudoakazie)
Taubnessel
Thymian

■ Krampfadern
Berberitze
Johanniskraut (äußerlich)
Taubnessel

■ Kreislauf
Berberitze
Zimt

■ Leberleiden
Kardobenedikte
Lavendel
Löwenzahn

Mariendistel
Maulbeeren
Robinie (Pseudoakazie)
Tausendgüldenkraut

■ **Luftwege**
- siehe Atemwege

■ **Lungenerkrankungen**
Angelika
Brennnessel
Eibisch
Spitzwegerich
Wacholder

■ **Magengeschwüre**
Augentrost
Eibisch
Eiche
Kamille
Malve

■ **Magenkoliken**
Kamille
Minze
Schafgarbe
Zitronenstrauch

■ **Magenstärkung**
Kornelkirsche
Schafgarbe
Vanille

■ **Magenstörungen**
Andorn
Augentrost
Fenchel
Kamille
Quecke
Wacholder
Zimt

■ **Mandelentzündung**
- siehe Halsentzündung

■ **Magersucht**
Angelika
Johanniskraut

■ **Migräne**
Holunder
Koriander
Melisse
Pfefferminze
Waldmeister
Zitronenstrauch

■ **Milz**
Quecke

■ **Mundgeruch**
Ysop

■ **Nasenbluten**
Spitzwegerich

■ **Nervenschmerzen**
(Neuralgien)
Angelika
Holunder
Johanniskraut
Kamille
Melisse
Pfefferminze
Waldmeister

■ **Nervosität**
Johanniskraut
Klatschmohn
Lavendel
Melisse
Robinie (Pseudoakazie)
Zimt

■ **Neurodermitis**
Mohn
(gemahlener Samen)

■ **Nierenbeschwerden**
Heidekraut
Herniaria
Mädesüß
Preiselbeere
Quecke

■ **Nierensteine**
(zur Vorbeugung von Koliken)
Brennnessel
Eibisch
Heidekraut
Herniaria
Hundsrose
Malve
Schlehe
Waldmeister
Zwiebel

■ **Ödeme**
- siehe harntreibend

■ **Ohrenschmerzen**
Eibisch
Kamille

■ **Parkinson**
(Morbus Parkinson)
Johannisbeere

■ **Parodontose**
Brennnessel

■ **Prostataleiden**
Melisse
Rosmarin
Taubnessel, weiße (Blüte)

■ **Reizhusten**
Eibisch
Huflattich
Thymian

■ **Rheuma**
Angelika
Brennnessel
Ehrenpreis
Esche
Fichte
Holunder
Johanniskraut

Kamille
Kiefer
Lärche
Löwenzahn
Mädesüß
Melisse
Quecke
Quitte
Rosmarin
Schlehe
Tanne
Wacholder
Walderdbeere
Wildkirsche

Schlafförderung
Angelika
Beifuss
Johanniskraut
Klatschmohn
Lavendel
Melisse
Thymian

Schmerzstillend
Angelika
Johanniskraut
Mädesüß
Minze

Schnupfen
Fichte
Kamille
Kiefer
Lärche
Pfefferminze
Spitzwegerich
Tanne

Schwächezustand
Johanniskraut
Rosmarin

Schweißtreibend
Holunder
Linde
Mädesüß

Quecke
Schlehe
Waldmeister

Schwindelneigung
Melisse

Stärkung
Möhren

Stimmungsaufhellend
Johanniskraut
Zimt

Stoffwechselanregung
Brennnessel
Gänseblümchen
Holunder
Johanniskraut
Löwenzahn
Schafgarbe
Schlehe
Wacholder
Zimtrinde

Stress
Johanniskraut
Kamille
Lavendel
Orangen
Rosmarin
Zitronen

Verdauungsstörungen
Anis
Eiche
Hagebutte
Heidelbeere
Kamille
Pfefferminze
Beifuss
Vanille

Vergiftungen
Eiche

Verschleimung
Anis
Brennnessel
Fichte
Huflattich
Kiefer
Lärche
Linde
Meerrettich
Tanne
Taubnessel

Verstopfung
Esche
Holunder
Schlehe

Virusinfektionen
Cistus
Himbeeren

Vitaminmangel
Berberitze
Brombeere
Eberesche
Heidelbeere
Himbeere
Hundsrose
(Hagebutten)
Preiselbeere
Sanddorn
Schlehe
Walderdbeere

Wassersucht
- siehe auch harntreibend
Berberitze
Holunder
Mädesüß
Wacholder
Waldmeister

ALPHABETISCHES REZEPTVERZEICHNIS

BILDNACHWEISE

© S. 18 Pixabay/Marjatta Cajan, S. 22 Pixabay/Erich Westendarp, S. 23 Pixabay/Ajoheyho, S. 24 Pixabay/Couleur, S. 31 Pixabay/Ilona Gr, S. 37 Pixabay/Mark Lim, S. 41 Pixabay/Hans Braxmeier, S. 49 Pixabay/Suju Foto, S. 50 Pixabay/Mike Goad, S. 73 Pixabay/Claire Wu
© S. 1 Shutterstock.com/Veronika Synenko, S. 9 Shutterstock.com/viki2win, S. 13 Shutterstock.com/Photografiero, S. 47 Shutterstock.com/Olga Pink, S. 62 Shutterstock.com/GorillaImages, S. 67 Shutterstock/KMNPhoto
© Seite 6, 11, 14, 17, 21, 28, 33, 43, 44, 52, 53, 57, 58, 61, 74, 76, 77, 83 Karl-Heinz Engler
© Seite 26, 32, 35, 39, 42, 51, 54, 70, 78, 80, 82 Elisabeth Engler
©S. 45 Sonja Bart

Umschlag:
©Shutterstock.com/13smile, Shutterstock.com/graphicdesignerka, Sonja Bart
Stefanie Szillat-Klossek, Elisabeth Engler

BEZUGSQUELLEN

Kräutertees, Wurzeln, Weingeist
Dragonspice Naturwaren, Christian Recke, Im Staudfuß 4, 72770 Reutlingen,
Telefonnummer: 07121-5939980, Faxnummer 07121-5939982, E-Mail: info@dragonspice.de,
Webshop www.dragonspice.de

Kardenwurzel, Katzenkralle, Zistrose:
MEGERLE Online GmbH
Großer Sand 23
76698 Ubstadt-Weiher
www.topfruits.de info@topfruits.de
Telefon: +49 (0) 7251 - 387628
Telefax: +49 (0) 7251 - 18-210

Kardenwurzel u.v.m.
Wilhelm Lindig Kräuterparadies
Blumenstraße 15
80331 München
Telefon (089) 265726
Fax (089) 23269857

Ladengeschäft sowie ein Webshop www.phytofit.de

Des Weiteren Apotheken, Kräutergeschäfte sowie online über www.amazon.de

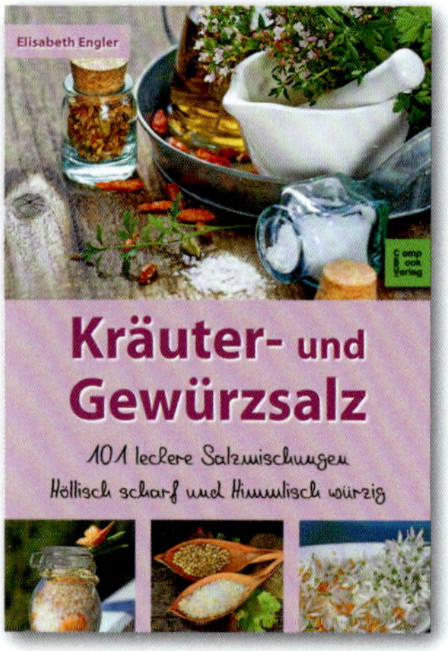

Kräuter- und Gewürzsalz

101 leckere Salzmischungen
Höllisch scharf und Himmlisch würzig

80 Seiten

ISBN 978-3-934473-05-8

Lieben Sie auch die herrlich duftenden Kräuter und Gewürze aus aller Welt? Dann werden Sie hier fündig: köstliche Mischungen aus Salz, Kräutern und Gewürzen, gesund, abwechslungsreich und schnell gemacht. Natürliche Würzmittel ohne Konservierungsstoffe, Aromaverstärker oder Farbstoffe, sprich ohne Chemie bereichern jetzt Ihre Küche und Gerichte. Sie werden sicher auch begeistert sein, wieviel Spaß es macht, seine eigenen Gewürzmischungen herzustellen – und wie fein sie sind!

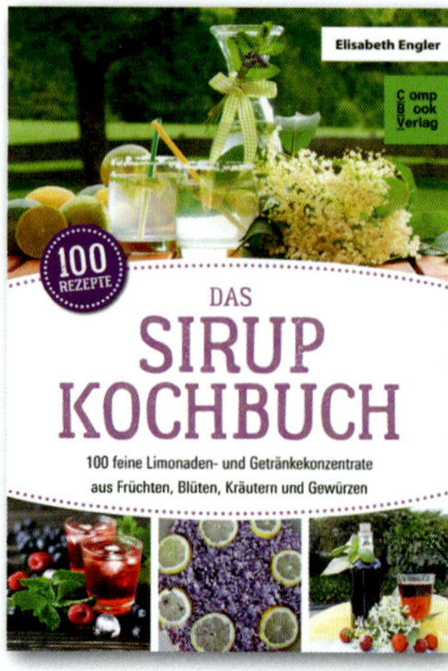

Das Sirup-Kochbuch

Nie mehr Getränke schleppen? Kochen Sie sich Ihre eigenen Drinks!

96 Seiten

ISBN: 978-3-934473-47-8

Hier finden Sie über 100 Rezepte für erfrischenden Sirup aus Früchten, Kräutern, Blüten und Gewürzen. Für jede Jahreszeit und jede Stimmungslage ist da etwas dabei: lecker, gesund und günstig.

Das Grundlagenwerk zum Thema Sirup und Limonadengetränke, auch für die Zubereitung mit Zuckeraustauschstoffen wie Xylit geeignet für den kalorienarmen Genuss.
Und das beste: Sirup eignet sich nicht nur für die Zubereitung von leckeren Limonaden und Bowlen, sondern auch Aperitifs, G´spritzten, zum Mixxen von Cocktails, Likören, zum Kochen und Einmachen, Marinieren uvm.
Der Rezepteschatz für die fantasievolle Familienküche, gerade Kinder lieben die fruchtigen Sirupgetränke. Geballtes Wissen für die Verwendung, Haltbarmachung, das Einmachen und Einkochen von Sirup, Färben mit natürlichen Zutaten; Läuterzucker und wie er hergestellt wird, Zuckerkochgradliste etc.

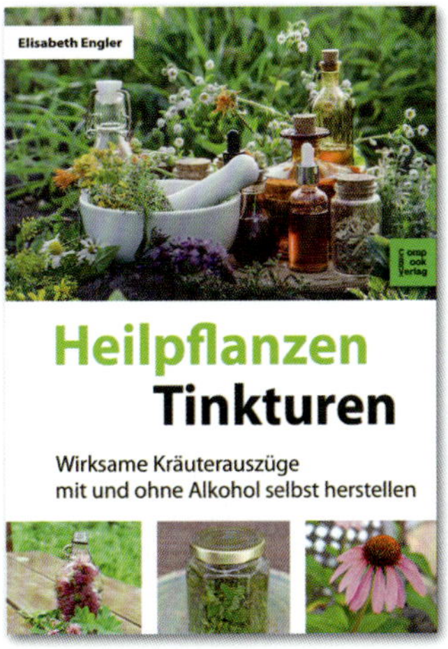

Heilpflanzen Tinkturen

Wirksame Kräuterauszüge
mit und ohne Alkohol selbst herstellen

64 Seiten

ISBN: 978-3-934473-20-1

Von der einfachen Heilpflanzentinktur bis zur komplexen Essenz werden hier mehr als 85 erprobte Tinkturen für Hausapotheke und Akutfall, ihre Herstellung und Anwendung beschrieben. Dabei werden neben alkoholischen auch nichtalkoholische Lösungsmittel verwendet, die sich besonders für Kinder, Alkoholsensible und für die länger andauernde Kuranwendung eignen.

Bei der Neuauflage kommen auch Glycerintinkturen und Honigmazerate zum Einsatz. Vieles aus dem Garten oder der eigenen Wildsammlung eignet sich zur Herstellung wirksamer Auszüge. Ebenfalls bilden Bio-Kräutertees eine gute Grundlage für ein wirksames Ergebnis.

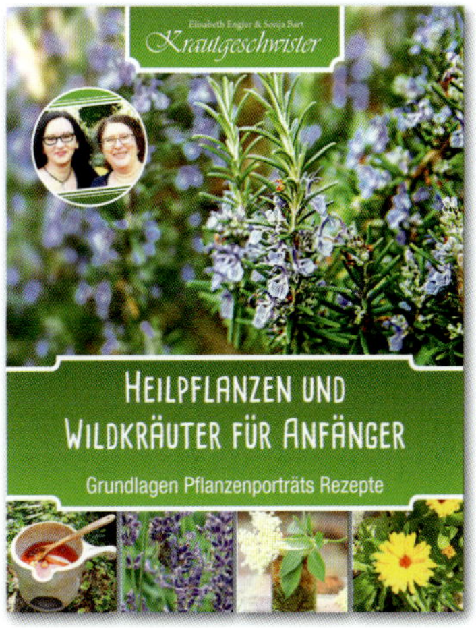

Heilpflanzen und Wildkräuter für Anfänger

Grundlagen Pflanzenportraits Rezepte

156 Seiten

ISBN: 978-3-934473-94-2

Gemeinsam betreiben die Kräuterpädagoginnen Elisabeth Engler und Sonja Bart den erfolgreichen Blog Krautgeschwister.de, auf dem sie ihre Leidenschaft fürs „Kräutern" Laien genauso wie Fortgeschrittenen näher bringen. Dort kam immer wieder die Frage und der Wunsch nach einem umfassenden Einsteigerbuch auf.

Das perfekte Buch für den Einstieg in ein wunderbares Hobby oder die Entdeckung einer neuen Leidenschaft. Anfängergerechte Informationen und Rezepte zu den bekanntesten Heilpflanzen und Wildkräutern. Sicher bestimmen, nachhaltig sammeln, richtig verarbeiten, alles verständlich erklärt und einfach umzusetzen.

Lieber Leser,

wir hoffen dass Sie Freude an diesem Buch haben.
Anregungen und Fragen nehmen wir gerne entgegen.
Bitte wenden Sie sich an: **redaktion@compbook.de**

Weitere im CBV Compbook Verlag erschienene Titel
stellen wir Ihnen gerne unter
www.Compbook.de vor

Kostenlose weitere Informationen
und Rezepte im gemeinsamen Blog
mit Kräuterpädagogin Sonja Bart auf
www.KRAUTGESCHWISTER.de